Infirmier

en

Unité Alzheimer

Le Guide Complet

ALEXANDRE CAREWELL

Table des matières

« *Nous ne devons pas considérer la maladie d'Alzheimer comme une condamnation à une perte inévitable de la mémoire et de la fonction, mais comme une maladie qui peut être prévenue et, un jour, guérie.* »

- Dr. Rudolph E. Tanzi.

Chapitre 1:
INTRODUCTION
À LA MALADIE D'ALZHEIMER

Définition et caractéristiques
de la maladie

La maladie d'Alzheimer, souvent évoquée avec une lourdeur teintée de mystère dans le grand public, est en réalité une maladie neurodégénérative qui prend racine dans les profondeurs de notre cerveau. Elle est la forme la plus courante de démence, représentant à elle seule près de 60 à 80% des cas. Mais qu'est-ce qui définit exactement cette maladie?

Au cœur de ce trouble, on trouve un affaiblissement progressif des fonctions cognitives du patient. Cela commence souvent par de simples oublis, des lapsus temporels, mais ces pertes de mémoire peuvent rapidement évoluer vers des oublis plus importants, affectant la vie quotidienne. Ensuite, la maladie se fraye un chemin vers des capacités plus complexes comme le jugement, la réflexion et finalement le comportement, la personnalité, et les fonctions motrices.

Le voyage à travers le cerveau d'une personne atteinte d'Alzheimer révèle des plaques amyloïdes et des enchevêtrements neurofibrillaires. Ces structures anormales entravent la communication entre les neurones, provoquant leur mort et le rétrécissement progressif du cerveau. Ces modifications physiologiques sont les témoins silencieux d'une tempête qui fait rage à l'intérieur, affectant la manière dont les souvenirs sont formés, conservés et rappelés.

Cependant, la maladie d'Alzheimer n'est pas une partie intégrante du vieillissement, bien qu'elle soit plus fréquente chez les personnes âgées de 65 ans et plus. Il existe aussi une forme plus rare, mais tout aussi pernicieuse, connue sous le nom d'Alzheimer à début précoce, qui peut affecter les personnes aussi jeunes que dans la quarantaine.

Les symptômes et la progression de la maladie peuvent varier d'une personne à l'autre. Pour certains, le déclin peut être lent et presque imperceptible pendant des années, tandis que pour d'autres, il peut être rapide et dévastateur. Ce spectre de manifestations est l'une des raisons pour lesquelles le diagnostic précoce est crucial. Un diagnostic rapide peut non seulement aider à mettre en place des stratégies d'adaptation, mais également ouvrir la porte à des traitements qui, même s'ils ne guérissent pas la maladie, peuvent ralentir sa progression.

Alzheimer reste à ce jour un défi médical, social et humain. Malgré les avancées de la recherche, le mystère autour de ses causes exactes demeure, tout comme la quête d'un remède. Mais une chose est certaine : comprendre cette maladie, c'est avant tout embrasser la complexité de l'esprit humain et l'urgence de protéger notre capacité à se souvenir, à penser et à ressentir.

Historique et découverte

Les racines historiques de la maladie d'Alzheimer plongent dans les débuts du XXe siècle, même si les symptômes associés à la démence étaient connus bien avant cette période. C'est l'histoire d'une découverte, d'une collaboration scientifique et de la reconnaissance progressive d'une maladie qui, aujourd'hui, porte le nom d'un neurologue allemand.

En 1901, à Francfort, le Dr. Alois Alzheimer rencontra une patiente du nom d'Auguste Deter. Elle avait 51 ans et présentait des symptômes pour le moins intrigants : une perte de mémoire profonde, des hallucinations, et des troubles du langage. Auguste, en décrivant son état, a dit un jour : "*Je me suis perdue*". La progression rapide de ses symptômes a conduit à son décès seulement cinq ans plus tard. Intrigué par son cas, Alzheimer a examiné son cerveau post-mortem, s'aventurant dans les profondeurs de son tissu cérébral.

Ce qu'il a découvert a été révolutionnaire. Le cerveau d'Auguste était criblé de plaques et d'enchevêtrements - les mêmes plaques amyloïdes et enchevêtrements neurofibrillaires que les chercheurs associent aujourd'hui à la maladie. En 1906, lors d'une conférence à Tübingen, Alzheimer a présenté ses découvertes, mettant en avant ces anomalies cérébrales et les liant à la démence.

Cependant, malgré cette découverte majeure, ce n'est que dans les années 1970 que la maladie d'Alzheimer a été reconnue comme la principale cause de démence. Auparavant, la démence était souvent considérée comme une conséquence inévitable du vieillissement. C'est avec l'accumulation de preuves, l'avancement des techniques de neuro-imagerie, et l'augmentation de la longévité que la distinction entre le vieillissement normal et la maladie d'Alzheimer est devenue évidente.

Au fil des ans, des avancées dans la recherche ont permis de mieux comprendre les mécanismes biologiques sous-jacents, les facteurs de risque génétiques et environnementaux, ainsi que l'évolution clinique de la maladie. De nouvelles théories ont vu le jour, des médicaments ont été développés, et des stratégies de prévention ont été explorées.

Aujourd'hui, plus d'un siècle après la première description d'Alzheimer, nous sommes à l'aube d'une ère de recherche et d'innovation sans précédent. Et même si le combat contre cette maladie reste un défi majeur, les efforts inlassables des chercheurs, des médecins et des soignants offrent l'espoir d'un avenir où la maladie d'Alzheimer pourrait être maîtrisée, voire éradiquée.

Épidémiologie et prévalence

L'épidémiologie, cette science qui étudie les facteurs influençant la santé et la maladie au sein des populations, nous offre une vision panoramique de l'ampleur et de la distribution de la maladie d'Alzheimer à travers le monde. La prévalence de la maladie d'Alzheimer, en particulier, met en lumière non seulement son impact sociétal actuel, mais aussi les défis auxquels nous serons confrontés à l'avenir.

À l'échelle mondiale, la maladie d'Alzheimer affecte des dizaines de millions de personnes. En fait, on estime qu'une personne développe la maladie toutes les trois secondes. Bien que la maladie d'Alzheimer soit universelle, touchant les individus de toutes les régions et de toutes les origines ethniques, il existe des variations régionales en termes de prévalence. Ces différences peuvent s'expliquer par des facteurs génétiques, environnementaux, culturels et même socio-économiques.

L'augmentation de la longévité, notamment dans les pays développés, est l'un des principaux moteurs de cette prévalence croissante. En effet, l'âge demeure le facteur de risque le plus significatif : le risque de développer la maladie double tous les cinq ans après l'âge de 65 ans. De plus, avec l'accroissement de la population mondiale âgée, le nombre absolu de cas est prévu pour augmenter de façon exponentielle. Certains experts prédisent que, d'ici

2050, plus de 130 millions de personnes pourraient être touchées par la maladie d'Alzheimer à travers le globe.

L'épidémie n'est pas seulement un phénomène des pays développés. Les pays à revenu faible ou intermédiaire, où les ressources et les infrastructures pour diagnostiquer et traiter la démence sont souvent limitées, connaissent également une augmentation rapide des cas. Dans ces régions, la maladie est malheureusement souvent sous-diagnostiquée, entraînant des défis supplémentaires en termes de prise en charge et de soutien.

En outre, il convient de noter une différence de prévalence entre les sexes. Les femmes sont plus souvent touchées par la maladie d'Alzheimer que les hommes. Si certaines théories évoquent une longévité plus importante des femmes, d'autres suggèrent des différences hormonales ou génétiques qui pourraient jouer un rôle.

L'épidémiologie de la maladie d'Alzheimer est donc un reflet de notre société en mutation, des défis liés à une population vieillissante, et de la nécessité urgente de solutions innovantes pour prévenir, traiter et prendre en charge cette maladie. Dans ce contexte, comprendre les chiffres et les tendances est essentiel non seulement pour les chercheurs et les professionnels de santé, mais aussi pour les décideurs, les communautés et les familles du monde entier.

Progression et stades de la maladie

La maladie d'Alzheimer, par sa nature insidieuse et son évolution graduelle, emmène les individus touchés dans un voyage où chaque étape présente ses propres défis, symptômes et besoins de prise en charge. La compréhension des stades de la maladie est cruciale pour adapter les soins, anticiper les besoins futurs et accompagner au mieux le patient et sa famille tout au long de ce parcours.

1. Stade préclinique (asymptomatique)

Avant même l'apparition des premiers symptômes, des changements biologiques se produisent dans le cerveau. Grâce à l'essor des technologies d'imagerie cérébrale et des tests sanguins, il est désormais possible de détecter ces signes avant-coureurs, comme l'accumulation de plaques amyloïdes. Bien que la personne ne présente pas encore de troubles cognitifs, identifier ce stade précoce ouvre la porte à des interventions préventives ou à la participation à des essais cliniques.

2. Déclin cognitif léger (DCL)

À ce stade, les symptômes deviennent perceptibles, mais restent relativement mineurs. La personne peut avoir des pertes de mémoire occasionnelles, oublier des mots ou éprouver des difficultés à accomplir certaines tâches qui étaient autrefois routinières. Néanmoins, ces symptômes ne sont pas assez graves pour entraver les activités quotidiennes et ne sont pas toujours reconnus comme des signes d'une progression vers la maladie d'Alzheimer.

3. Maladie d'Alzheimer légère (stade initial)

Les troubles deviennent plus apparents et commencent à affecter la vie quotidienne. Les oublis se multiplient, la personne peut se perdre, avoir du mal à gérer les finances ou à suivre une conversation. Les changements de personnalité peuvent également se manifester, comme le retrait social ou l'irritabilité.

4. Maladie d'Alzheimer modérée (stade intermédiaire)

C'est le stade le plus long et souvent le plus difficile. Les capacités cognitives continuent de se dégrader. La personne peut oublier des événements importants de sa vie, confondre les membres de la famille ou nécessiter de l'aide pour les activités de la vie quotidienne comme se vêtir ou se laver. Des problèmes de langage, des troubles du sommeil et des comportements imprévisibles peuvent également surgir.

5. Maladie d'Alzheimer sévère (stade avancé)

À ce stade, la dépendance est totale. La mémoire s'est fortement détériorée, et la communication devient extrêmement limitée. Des complications physiques apparaissent, telles que des difficultés à avaler ou une perte de mobilité. Une surveillance et des soins constants sont nécessaires pour assurer le bien-être du patient.

Chaque étape de la maladie d'Alzheimer est jalonnée de défis uniques, mais également d'opportunités pour renforcer le soutien, l'amour et la compréhension autour de la personne touchée. Comprendre ces stades permet d'adapter les interventions, d'anticiper les besoins et d'offrir un accompagnement personnalisé tout au long de cette épreuve.

Chapitre 2:
L'UNITÉ ALZHEIMER:
UN UNIVERS À PART

La spécificité de l'unité Alzheimer

Lorsqu'il est question de la prise en charge des personnes atteintes de la maladie d'Alzheimer, l'approche ne peut être générique. L'évolution et la complexité de la maladie nécessitent une réponse adaptée, personnalisée et multidimensionnelle. C'est dans cette optique que les unités Alzheimer ont été conçues, offrant une infrastructure, une philosophie de soin et une expertise spécifiquement dédiées à cette affection.

1. Conception et environnement
L'unité Alzheimer est avant tout un lieu pensé pour le confort et la sécurité des résidents. Elle minimise les stimuli susceptibles de provoquer confusion ou agitation. Le design est intuitif, avec des chemins clairement définis, des couleurs apaisantes, un éclairage adapté et une signalisation claire pour faciliter l'orientation. De plus, des espaces extérieurs sécurisés, tels que des jardins thérapeutiques, peuvent être intégrés, offrant aux résidents la possibilité de profiter de la nature tout en étant en sécurité.

2. Approche centrée sur la personne
Loin d'être une approche « taille unique », chaque plan de soin est adapté à l'individu. Cela prend en compte l'histoire de vie du résident, ses préférences, ses besoins et ses capacités résiduelles. En reconnaissant la personne derrière la maladie, l'unité Alzheimer vise à maintenir le respect, la dignité et le bien-être de chaque résident.

3. Une équipe multidisciplinaire

Les professionnels au sein de ces unités sont spécifiquement formés à la prise en charge de la maladie d'Alzheimer. Cela va des infirmiers aux aides-soignants, en passant par les ergothérapeutes, psychologues, neuropsychologues et physiothérapeutes. Chacun apporte son expertise pour offrir une prise en charge holistique, traitant à la fois les symptômes cognitifs, physiques et émotionnels.

4. Thérapies non médicamenteuses

Au-delà des traitements médicamenteux, l'unité Alzheimer privilégie des interventions non pharmacologiques pour enrichir la vie des résidents et gérer les symptômes. Cela peut inclure la musicothérapie, l'art-thérapie, la thérapie par les animaux, ainsi que des techniques de relaxation et de méditation.

5. Soutien aux familles

La maladie d'Alzheimer ne touche pas seulement l'individu, mais également son entourage. Les unités Alzheimer offrent souvent des sessions d'information, des groupes de soutien et des conseils pour aider les familles à comprendre, à s'adapter et à soutenir leur proche tout au long de la maladie.

La spécificité de l'unité Alzheimer réside dans son approche intégrative, centrée sur la personne, offrant un environnement et des interventions adaptés à la complexité de cette maladie. Elle vise non seulement à assurer le bien-être des personnes atteintes, mais aussi à soutenir, éduquer et travailler main dans la main avec les familles pour offrir la meilleure qualité de vie possible à chaque résident.

Les défis particuliers des soins en unité Alzheimer

La prise en charge des patients atteints de la maladie d'Alzheimer en unité spécialisée, bien que centrée sur l'optimisation du bien-être et de la sécurité, est parsemée d'embûches et de défis. Ces défis sont le reflet des complexités inhérentes à la maladie elle-même, mais aussi des défis sociétaux, institutionnels et personnels que rencontrent les soignants.

1. Comportements difficiles

Les troubles du comportement, tels que l'agitation, l'agressivité, la déambulation, ou encore les troubles du sommeil, sont courants chez les personnes atteintes d'Alzheimer. Ces comportements peuvent être stressants et exigeants pour l'équipe de soins, nécessitant une approche à la fois empathique, adaptative et parfois créative pour y répondre efficacement.

2. Communication altérée

À mesure que la maladie progresse, la capacité du patient à communiquer s'érode, rendant difficiles la compréhension de ses besoins et la transmission d'informations. Pour les soignants, cela nécessite de développer des compétences en matière de communication non verbale et d'apprendre à "lire" les indices subtils du comportement du patient.

3. Épuisement professionnel

Les soins prodigués en unité Alzheimer sont émotionnellement et physiquement exigeants. La répétition, la charge émotionnelle liée à la détérioration des patients et la nécessité d'une attention constante peuvent conduire à un épuisement professionnel, également appelé burn-out, parmi les soignants.

4. Formation et compétence spécialisée

Tous les professionnels de santé ne sont pas formés équitablement pour répondre aux besoins spécifiques des patients atteints d'Alzheimer. Les unités spécialisées nécessitent une formation continue et des mises à jour pour garantir une prise en charge optimale.

5. Enjeux éthiques

Des questions éthiques surgissent souvent en matière de soins. Ces questions peuvent concerner la contention physique ou chimique, le respect de l'autonomie du patient face à des décisions médicales, ou encore la gestion de situations où la sécurité du patient entre en conflit avec ses droits individuels.

6. Soutien à la famille

La famille, souvent bouleversée par l'évolution de la maladie de leur proche, cherche du soutien, des informations et parfois une guidance pour les décisions difficiles. Répondre à ces besoins tout en gérant les soins directs peut être complexe.

7. Ressources et financements

La prise en charge spécialisée est coûteuse. Les établissements font face à des pressions budgétaires, à la nécessité de maintenir un personnel suffisant et qualifié, et à fournir des installations et des équipements adaptés.

8. Évolution constante des soins

À mesure que la recherche avance, de nouvelles approches, thérapies ou médicaments peuvent émerger. Les unités doivent rester à la pointe de ces évolutions pour offrir les meilleurs soins possibles.

Si les unités Alzheimer représentent une réponse essentielle aux besoins des personnes atteintes, elles soulèvent de nombreux défis. Reconnaître, comprendre et travailler sur ces défis est crucial pour garantir des soins de qualité, soutenir les soignants et offrir aux patients une vie aussi épanouissante que possible, malgré la maladie.

L'importance d'un environnement adapté

La prise en charge des personnes atteintes de la maladie d'Alzheimer ne repose pas uniquement sur des interventions médicales ou thérapeutiques. L'environnement physique dans lequel le patient évolue joue un rôle déterminant dans son bien-être, sa sécurité et, plus largement, dans la qualité de sa vie au quotidien. Ainsi, un environnement adapté peut considérablement atténuer certains symptômes de la maladie et favoriser un meilleur épanouissement de la personne malade.

1. Sécurité et prévention des risques
Les troubles cognitifs peuvent rendre l'individu plus vulnérable aux accidents. Un environnement adapté minimise ces risques : élimination des obstacles, sécurisation des zones à risque comme les escaliers ou la salle de bain, éclairage suffisant pour éviter les chutes, et installation de dispositifs d'alerte.

2. Orientation et autonomie
La désorientation est courante chez les personnes atteintes d'Alzheimer. Un design clair et lisible facilite l'orientation : utilisation de couleurs contrastées, signalétique simple, espaces clairement définis et repères familiers. Tout cela aide la personne à se déplacer avec plus d'autonomie et de confiance.

3. Stimulation contrôlée
Trop de stimuli peuvent être source de confusion ou d'agitation. Il est essentiel de trouver un équilibre : un environnement calme, des couleurs apaisantes, une acoustique maîtrisée, tout en offrant des zones où la personne peut interagir, comme un jardin sensoriel ou des espaces dédiés à des activités.

4. Souvenirs et continuité
L'intégration d'éléments familiers ou évocateurs du passé peut offrir des points d'ancrage à la personne malade : photos de famille, objets du quotidien, musique favorite.

Ces repères peuvent apaiser, rassurer et aider à la connexion avec les souvenirs.

5. Flexibilité

La progression de la maladie est fluctuante et varie d'une personne à l'autre. Un environnement adapté est évolutif, capable de répondre aux besoins changeants du patient, que ce soit en termes de mobilité, de capacités cognitives ou de comportement.

6. Espaces sociaux

La maladie d'Alzheimer peut conduire à l'isolement. Des espaces dédiés à la socialisation encouragent les interactions, que ce soit avec d'autres résidents, le personnel ou la famille. Ces espaces favorisent le sentiment d'appartenance et le maintien des compétences sociales.

7. Proximité avec la nature

De nombreuses études ont montré les bienfaits du contact avec la nature sur le bien-être psychologique. Des jardins sécurisés, des patios ou même de simples vues sur des espaces verts peuvent avoir un impact positif sur l'humeur et réduire les comportements problématiques.

8. Soutien à la famille et aux soignants

Un environnement bien pensé facilite également le travail des soignants, en réduisant les risques et en favorisant une meilleure prise en charge. De plus, des espaces dédiés aux familles peuvent être prévus pour des moments de qualité avec leur proche.

L'importance d'un environnement adapté dans le cadre de la maladie d'Alzheimer ne peut être sous-estimée. Plus qu'un simple cadre de vie, c'est un outil thérapeutique en soi, visant à maximiser le bien-être et la dignité de chaque personne, tout en soutenant ceux qui en prennent soin.

Chapitre 3:
LE RÔLE ESSENTIEL DE L'INFIRMIER

Une vocation axée sur la personne

Derrière chaque diagnostic de maladie d'Alzheimer se cache une personne avec son histoire, ses rêves, ses joies, ses peurs et ses aspirations. Plus qu'une simple approche médicale centrée sur la maladie, la prise en charge de la maladie d'Alzheimer exige une vocation résolument centrée sur la personne. Cette perspective met en lumière la dignité et la valeur intrinsèque de chaque individu, bien au-delà des symptômes de la maladie.

1. Reconnaître la singularité
Chaque personne atteinte d'Alzheimer est unique. Son vécu, ses relations, ses passions, tout cela constitue le prisme à travers lequel elle perçoit et interagit avec le monde. Ainsi, plutôt que de voir un patient, les soignants s'efforcent de voir une vie riche et pleine.

2. Écoute et communication
Même si la maladie affecte la capacité de communiquer, cela ne signifie pas que la personne n'a rien à dire. Écouter activement, prêter attention aux non-dits, chercher à comprendre au-delà des mots, c'est respecter la voix et le désir de la personne malade.

3. Droit à l'autonomie
Tant que cela est possible, il est essentiel de laisser la personne prendre des décisions concernant sa vie et ses soins. Cela peut concerner des choix quotidiens, comme les vêtements à porter, ou des décisions plus conséquentes concernant le traitement.

4. Maintien de l'identité

La maladie d'Alzheimer peut éroder la mémoire et la perception de soi, mais cela ne signifie pas que l'identité de la personne s'est envolée. Les soignants doivent s'efforcer de rappeler et de renforcer cette identité, que ce soit à travers des histoires, des photos, de la musique ou d'autres souvenirs.

5. Relations et connexion humaine

Le lien social demeure crucial. Cultiver des relations, favoriser les interactions avec la famille, les amis et même les autres résidents, c'est offrir à la personne la possibilité de ressentir, d'aimer et d'être aimée.

6. Respect et dignité

Malgré les défis posés par la maladie, chaque individu mérite respect et dignité dans tous les aspects de ses soins. Cela signifie prendre soin de la personne en tant qu'individu entier, en considérant ses besoins physiques, émotionnels, sociaux et spirituels.

7. Approche holistique

Une prise en charge axée sur la personne embrasse tous les aspects de l'être humain. Il s'agit non seulement de traiter les symptômes, mais aussi de nourrir l'esprit, de stimuler les sens, d'apaiser les émotions et d'encourager les interactions sociales.

La vocation axée sur la personne dans la prise en charge de la maladie d'Alzheimer est un impératif éthique et humain. Elle reconnaît et valorise l'humanité de chaque personne, garantissant que, malgré la progression de la maladie, la lumière de l'individu continue de briller avec dignité, respect et amour.

Techniques de communication avec le patient Alzheimer

La communication avec une personne atteinte de la maladie d'Alzheimer peut être un défi en raison des troubles cognitifs associés à la maladie. Cependant, une communication efficace est essentielle pour comprendre les besoins du patient, offrir du confort et maintenir une relation significative. Voici quelques techniques pour faciliter la communication avec les patients Alzheimer :

1. Adopter une attitude calme et patiente
Commencez toujours la conversation avec une approche détendue. Votre calme peut aider à apaiser l'anxiété ou la confusion du patient.

2. Établir le contact visuel
Avant de parler, assurez-vous d'avoir établi un contact visuel. Cela attire l'attention de la personne et renforce la connexion entre vous.

3. Utiliser un langage simple
Optez pour des phrases courtes et simples, en évitant les tournures compliquées. Posez des questions directes qui nécessitent des réponses courtes, comme "*Voulez-vous du thé ?*" plutôt que des questions ouvertes.

4. Éviter les distractions
Minimisez le bruit de fond et autres distractions lors de la communication. Cela peut inclure de baisser le volume de la télévision ou de choisir un environnement calme.

5. Utiliser le langage non verbal
Le langage corporel, les expressions faciales et le toucher peuvent parfois communiquer davantage que les mots. Un sourire rassurant ou une main doucement posée sur l'épaule peuvent offrir réconfort et compréhension.

6. Valider plutôt que de corriger

Si le patient évoque des souvenirs qui semblent inexactes ou vit des hallucinations, il est souvent plus bénéfique de valider ses sentiments plutôt que de le corriger. Par exemple, plutôt que de dire "*Votre mère est décédée il y a longtemps*", vous pourriez dire "*Dites-moi plus sur votre mère.*"

7. Écouter activement

Montrez que vous écoutez et que vous vous souciez de ce qu'ils disent, même si cela peut sembler décousu ou difficile à suivre. Le simple fait de se sentir entendu peut avoir un impact énorme sur le bien-être du patient.

8. Répéter ou reformuler au besoin

Si le patient semble confus, répétez doucement ou reformulez votre question ou déclaration.

9. Utiliser des aides visuelles

Les photos, objets familiers ou autres aides visuelles peuvent aider à stimuler la mémoire ou faciliter la compréhension.

10. Préserver la dignité

Même si la communication devient difficile, il est essentiel de traiter la personne atteinte d'Alzheimer avec respect et dignité. Évitez de parler d'eux comme s'ils n'étaient pas là ou de les infantiliser.

11. Se rappeler des bons moments

Évoquer des souvenirs agréables ou des moments spéciaux peut créer une connexion et favoriser une communication positive.

12. Ajuster au fur et à mesure

La capacité de communication d'un patient Alzheimer peut varier d'un jour à l'autre. Soyez flexible et adaptez-vous en fonction de l'état du patient à ce moment-là.

La clé est d'approcher la communication avec empathie, patience et ouverture. Même si la maladie d'Alzheimer peut altérer la capacité à communiquer, le besoin fondamental de connexion, de compréhension et de respect demeure.

Les soins spécifiques et procédures courantes

La prise en charge des patients atteints de la maladie d'Alzheimer ne se limite pas à répondre aux symptômes cognitifs de la maladie. Les soins sont multidimensionnels, englobant les besoins physiques, émotionnels, sociaux et, parfois, spirituels du patient. Dans une unité Alzheimer, voici quelques-uns des soins spécifiques et des procédures couramment pratiqués :

1. Évaluation cognitive régulière
La progression de la maladie est surveillée par des évaluations cognitives répétées, souvent effectuées à l'aide d'outils standardisés.

2. Gestion des médicaments
La polypharmacie (utilisation de nombreux médicaments) est courante chez les personnes âgées. La surveillance des médicaments pour traiter les symptômes d'Alzheimer et d'autres conditions médicales concomitantes est essentielle.

3. Soins de la peau
Les patients peuvent être moins mobiles, augmentant ainsi le risque d'ulcères de pression. Une attention régulière est portée à l'état de la peau, avec des changements de position fréquents et l'utilisation d'hydratants ou de barrières.

4. Alimentation et hydratation
La maladie d'Alzheimer peut perturber le sens de la faim ou de la soif. Les soignants aident à l'alimentation, surveillent l'apport en nourriture et en liquide, et peuvent utiliser des régimes spécialisés ou des compléments alimentaires.

5. Thérapies non médicamenteuses
Les interventions comme la musicothérapie, l'art-thérapie ou la thérapie par les animaux peuvent être bénéfiques pour l'humeur, la cognition et le bien-être général.

6. Soins d'hygiène quotidienne

Cela comprend le bain, le soin des cheveux, le brossage des dents, et la coupe des ongles. Ces routines sont essentielles non seulement pour la santé physique mais aussi pour la dignité de la personne.

7. Physiothérapie et exercice

Maintenir la mobilité et la force peut aider à prévenir les chutes et à améliorer la qualité de vie. Les exercices peuvent être adaptés aux capacités de chaque individu.

8. Soins de fin de vie

Alors que la maladie progresse, les discussions et les soins axés sur le confort, la douleur et les préférences de fin de vie deviennent primordiaux.

9. Soutien psychosocial

Le travailleur social ou le psychologue de l'unité peut offrir un soutien émotionnel au patient et à sa famille, aidant à gérer les défis psychologiques associés à la maladie.

10. Prévention et gestion des comportements problématiques

Les comportements comme l'agitation, l'agressivité ou la déambulation peuvent être courants. Les interventions comprennent des stratégies non médicamenteuses, des modifications environnementales et, si nécessaire, une médication.

11. Activités stimulantes

Des activités quotidiennes adaptées, comme le jardinage, les puzzles ou la lecture, peuvent aider à stimuler la cognition et à offrir un sens du but.

12. Formation et soutien aux familles

Les familles reçoivent souvent une formation sur la maladie, comment communiquer efficacement, et comment gérer les défis à domicile.

Chaque patient étant unique, la clé des soins efficaces en unité Alzheimer réside dans une approche individualisée, adaptative et empathique. Les soignants travaillent en étroite collaboration pour offrir une prise en charge holistique qui englobe tous les aspects de la santé et du bien-être du patient.

Chapitre 4:
COLLABORATION MULTIDISCIPLINAIRE

Travailler
avec une équipe médicale diversifiée

Travailler au sein d'une unité Alzheimer exige une approche multidisciplinaire. Chaque membre de l'équipe joue un rôle crucial dans la prise en charge globale du patient, et la collaboration efficace entre les spécialités garantit des soins de qualité. Abordons les dynamiques de travail au sein d'une équipe médicale diversifiée en unité Alzheimer :

1. Composition de l'équipe
L'équipe typique en unité Alzheimer comprend généralement :
- **Médecins** : Gériatres ou neurologues spécialisés dans la prise en charge des troubles neurodégénératifs.
- **Infirmiers** : Ils sont souvent la première ligne de soins, assurant les soins directs, la médication, et surveillant l'état général des patients.
- **Aides-soignants** : Ils fournissent une aide essentielle dans les activités quotidiennes, telles que l'hygiène, l'alimentation et la mobilisation.
- **Psychologues ou psychiatres** : Ils offrent un soutien pour les défis émotionnels et comportementaux associés à la maladie.
- **Thérapeutes** : Physiothérapeutes, ergothérapeutes, orthophonistes, entre autres, qui proposent des thérapies adaptées.
- **Travailleurs sociaux** : Ils offrent un soutien aux familles et orientent vers des ressources ou services appropriés.

- **Personnel de loisirs** : Ils planifient et mettent en œuvre des activités adaptées pour stimuler et engager les patients.

2. Communication ouverte

Une communication claire et ouverte entre les membres de l'équipe est essentielle pour assurer la cohérence des soins. Les réunions régulières d'équipe permettent de discuter des défis, des plans de soins et des mises à jour sur l'état des patients.

3. Complémentarité des rôles

Chaque professionnel apporte une expertise spécifique, et la reconnaissance mutuelle de ces compétences favorise une prise en charge holistique du patient.

4. Formation continue

L'évolution rapide des connaissances sur la maladie d'Alzheimer nécessite une formation continue pour l'équipe. Des sessions de formation, des ateliers ou des conférences sont essentiels pour maintenir l'équipe à jour.

5. Gestion des conflits

Comme dans toute équipe, des désaccords peuvent surgir. Une gestion proactive des conflits, fondée sur le respect mutuel et l'écoute, est cruciale.

6. Soutien émotionnel au sein de l'équipe

Travailler en unité Alzheimer peut être émotionnellement éprouvant. Il est donc vital d'avoir des mécanismes de soutien pour les professionnels, qu'il s'agisse de séances de débriefing, de supervision ou de conseils.

7. Implication de la famille

L'équipe médicale collabore étroitement avec les familles, les considérant souvent comme des "partenaires de soins". Cette collaboration permet d'obtenir des informations précieuses sur le patient et d'offrir un soutien adapté à la famille.

Le succès des soins en unité Alzheimer repose sur une équipe soudée, où chaque membre est valorisé pour son expertise. Une collaboration harmonieuse garantit que chaque aspect de la santé et du bien-être du patient est pris en compte, offrant ainsi les meilleurs soins possibles.

L'importance de la collaboration pour la prise en charge globale

La maladie d'Alzheimer, de par sa complexité et ses multiples dimensions, nécessite une approche collaborative pour offrir une prise en charge holistique et efficace. Cette collaboration transcende les simples interactions professionnelles pour devenir le cœur même de l'approche thérapeutique. Voici pourquoi la collaboration est si essentielle :

1. Complexité de la maladie
La maladie d'Alzheimer ne se manifeste pas seulement par des troubles de la mémoire. Elle affecte le comportement, les émotions, la communication, les capacités motrices et bien plus encore. Pour répondre à cette diversité de besoins, une équipe multidisciplinaire est indispensable.

2. Conception intégrée des soins
Les soins aux patients Alzheimer ne peuvent être segmentés. L'intervention d'un professionnel peut avoir un impact sur un autre aspect du bien-être du patient. Par exemple, un changement médicamenteux peut influencer la capacité d'un patient à participer à une thérapie physique. La collaboration assure que ces implications interdépendantes sont prises en compte.

3. Perspective complète du patient

Alors qu'un neurologue peut se concentrer sur la progression neurologique de la maladie, un travailleur social peut apporter des insights sur les défis sociaux et familiaux auxquels est confronté le patient. Ensemble, ces perspectives variées permettent une compréhension globale de la situation du patient.

4. Continuité des soins

La communication et la collaboration constantes entre les professionnels garantissent que les soins sont continus et cohérents, sans chevauchements ni lacunes.

5. Renforcement de l'efficacité thérapeutique

Lorsque les thérapeutes, les infirmiers, les médecins et autres professionnels travaillent main dans la main, les interventions peuvent être harmonisées pour maximiser leur impact. Par exemple, une séance d'ergothérapie peut être planifiée en synergie avec le régime médicamenteux du patient pour optimiser l'attention et la concentration.

6. Soutien mutuel

La prise en charge des patients Alzheimer peut être émotionnellement exigeante. Travailler en étroite collaboration permet aux membres de l'équipe de se soutenir mutuellement, partageant les défis et les réussites.

7. Éducation et formation

Une équipe collaborative offre des opportunités d'apprentissage mutuel. Les infirmiers peuvent en apprendre davantage sur les dernières interventions thérapeutiques, tandis que les thérapeutes peuvent mieux comprendre les implications médicales des traitements.

8. Implication des proches

La famille et les proches sont des partenaires clés dans la prise en charge. En intégrant leurs observations, leurs préoccupations et leurs besoins dans le plan de soins collaboratif, l'équipe peut offrir des soins plus personnalisés et sensibles.

La collaboration n'est pas simplement un aspect bénéfique de la prise en charge en unité Alzheimer ; elle est absolument vitale. Seule une collaboration étroite et harmonieuse peut garantir que chaque aspect de la vie du patient est considéré, valorisé et pris en charge de manière optimale.

Les intervenants clés: psychologues, kinésithérapeutes, ergothérapeutes, etc.

Au sein d'une unité Alzheimer, divers professionnels spécialisés interviennent, contribuant chacun à un aspect spécifique de la prise en charge. Ensemble, ils forment une équipe cohérente, centrée sur le bien-être et la qualité de vie des patients. Découvrons les rôles et les contributions de ces intervenants clés.

1. Psychologues
   - **Rôle** : Les psychologues offrent un soutien émotionnel et comportemental aux patients et à leurs familles.
     - Contribution :
     - Évaluation des troubles cognitifs et des déficits associés.
     - Mise en œuvre de stratégies de prise en charge des symptômes comportementaux et psychologiques de la démence.
     - Fourniture d'un soutien psychoéducatif aux familles et aux proches.
     - Animation d'ateliers ou de groupes de soutien.

2. Kinésithérapeutes (ou physiothérapeutes)
- **Rôle** : Ces professionnels travaillent sur la mobilité, la force et l'équilibre des patients.
  - Contribution :
  - Évaluation de la mobilité et de la fonction physique.
  - Élaboration de programmes d'exercices adaptés pour maintenir ou améliorer la force musculaire et la coordination.
  - Prévention des chutes et éducation sur la sécurité.
  - Fourniture de traitements pour gérer la douleur ou les raideurs articulaires.

3. Ergothérapeutes
- **Rôle** : Les ergothérapeutes aident les patients à maintenir ou retrouver leur autonomie dans les activités de la vie quotidienne.
  - Contribution :
  - Évaluation des capacités fonctionnelles du patient dans son environnement.
  - Proposition de modifications environnementales pour favoriser l'autonomie et la sécurité.
  - Enseignement de stratégies compensatoires pour faciliter les tâches quotidiennes.
  - Intervention en matière d'évaluation et d'adaptation des aides techniques.

4. Orthophonistes
- **Rôle** : Les orthophonistes se concentrent sur les troubles de la communication et de la déglutition.
  - Contribution :
  - Évaluation des troubles du langage, de la parole et de la déglutition.
  - Mise en place de programmes de rééducation et de stratégies pour améliorer ou maintenir les compétences de communication.

- Conseils sur les aides à la communication et formation des proches.

5. Travailleurs sociaux

- **Rôle** : Ils offrent un soutien aux patients et à leurs familles, aidant à naviguer dans le système de santé et à accéder aux ressources.
  - Contribution :
  - Évaluation des besoins sociaux et familiaux.
  - Orientation vers des ressources ou services appropriés.
  - Soutien dans les démarches administratives ou légales liées à la maladie.

6. Diététiciens

- **Rôle** : Les diététiciens évaluent et conseillent sur les besoins nutritionnels des patients.
  - Contribution :
  - Évaluation des habitudes alimentaires et de l'état nutritionnel.
  - Élaboration de régimes alimentaires adaptés.
  - Éducation des patients et de leur famille sur la nutrition.

Ces professionnels, par leurs interventions spécialisées, enrichissent la prise en charge globale en unité Alzheimer. Leur collaboration est essentielle pour répondre aux besoins complexes et interdépendants des patients, garantissant ainsi des soins cohérents, adaptés et centrés sur la personne.

Chapitre 5:
APPROCHE THÉRAPEUTIQUE: AU-DELÀ DES MÉDICAMENTS

Thérapies non pharmacologiques et leurs efficacités

Face à la complexité et à la progression de la maladie d'Alzheimer, les approches non pharmacologiques jouent un rôle primordial. Ces interventions sont conçues pour améliorer la qualité de vie, ralentir le déclin cognitif et gérer les symptômes comportementaux et psychologiques associés à la maladie. Voici un aperçu de certaines de ces thérapies et de leur efficacité.

1. Thérapie cognitivo-comportementale (TCC)
   - **Description** : C'est une forme de psychothérapie qui vise à modifier les schémas de pensée et de comportement négatifs.
   - **Efficacité** : La TCC peut aider à gérer l'anxiété, la dépression et certains comportements problématiques associés à la démence.
2. Stimulation cognitive
   - **Description** : Cela englobe une variété d'activités conçues pour stimuler le fonctionnement mental.
   - **Efficacité** : La stimulation cognitive a démontré des améliorations modestes mais significatives dans le fonctionnement cognitif global des personnes atteintes d'Alzheimer.

3. Thérapie par la musique
- **Description** : L'utilisation de la musique pour susciter des souvenirs, des émotions et des interactions.
- **Efficacité** : La musique peut réduire les symptômes d'agitation, d'anxiété et de dépression, tout en améliorant l'humeur et le bien-être social.

4. Thérapie par les animaux
- **Description** : L'intégration d'animaux, généralement des chiens ou des chats, dans le cadre de soins thérapeutiques.
- **Efficacité** : Cette approche a été associée à une réduction de l'agitation, de l'agressivité et de la dépression.

5. Thérapie d'orientation réalité
- **Description** : Technique qui cherche à ancrer les personnes dans le temps, le lieu et la personne.
- **Efficacité** : Peut améliorer la conscience de la réalité, le bien-être émotionnel et certains aspects du fonctionnement cognitif.

6. Thérapie de validation
- **Description** : Approche qui cherche à valider les sentiments et les expériences des personnes atteintes d'Alzheimer, même si elles ne correspondent pas à la réalité objective.
- **Efficacité** : Peut réduire le stress, l'agitation et améliorer la communication.

7. Thérapie par l'art
- **Description** : Utilisation de différentes formes d'art comme moyen d'expression.
- **Efficacité** : Favorise l'expression émotionnelle, réduit l'agitation et peut améliorer l'estime de soi.

8. Activité physique et exercices
- **Description** : Programmes d'exercices adaptés pour améliorer la force, l'équilibre et la mobilité.
- **Efficacité** : Peut ralentir le déclin cognitif, améliorer l'humeur et réduire le risque de chutes.

9. Thérapie lumineuse
- **Description** : Exposition à une lumière intense pour réguler le cycle veille-sommeil.
- **Efficacité** : Peut améliorer les troubles du sommeil et l'agitation nocturne.

Bien que ces thérapies aient montré des avantages pour de nombreux patients, il est important de noter que l'efficacité varie d'une personne à l'autre. La clé réside dans une approche individualisée, adaptée aux besoins et aux préférences spécifiques de chaque patient. La combinaison d'interventions pharmacologiques et non pharmacologiques est souvent la plus bénéfique pour gérer de manière holistique les défis posés par la maladie d'Alzheimer.

La musicothérapie, l'art-thérapie et d'autres modalités innovantes

Le monde de la prise en charge de la maladie d'Alzheimer a vu émerger un certain nombre de thérapies novatrices qui s'éloignent des approches traditionnelles pour offrir des voies alternatives et enrichissantes de communication et d'expression. Ces modalités, en mettant l'accent sur la créativité et les sens, ont le pouvoir de toucher profondément les patients, souvent là où les mots seuls peuvent échouer.

Musicothérapie
- **Description** : La musicothérapie utilise la musique pour adresser des besoins physiques, émotionnels, cognitifs et sociaux. Elle peut englober l'écoute, la création ou le mouvement en rythme.
  - Bénéfices :
  - Amélioration de la cognition et de la mémoire.

- Réduction des comportements agités ou agressifs.
- Stimulation des souvenirs émotionnels profonds.
- Renforcement des liens sociaux et des interactions.

Art-thérapie

- **Description** : L'art-thérapie offre aux patients un moyen d'expression visuelle, souvent à travers le dessin, la peinture ou la sculpture.
  - Bénéfices :
  - Amélioration de la communication et de l'expression émotionnelle.
  - Renforcement de la dextérité et de la coordination.
  - Offre un sens d'accomplissement et d'estime de soi.
  - Fournit une distraction apaisante des symptômes et du stress.

Thérapie par le mouvement et la danse

- **Description** : Cette modalité encourage le mouvement corporel comme moyen d'expression et de bien-être.
  - Bénéfices :
  - Amélioration de la mobilité et de la coordination.
  - Renforcement des capacités cardiovasculaires.
  - Augmentation du bien-être émotionnel et réduction du stress.
  - Favorise la socialisation et la collaboration.

Aromathérapie

- **Description** : L'aromathérapie utilise des huiles essentielles pour stimuler les sens et promouvoir la détente.
  - Bénéfices :
  - Peut réduire l'agitation et l'anxiété.
  - Favorise un meilleur sommeil.
  - Peut améliorer l'humeur et l'énergie.

Thérapie par le jardinage
- **Description** : Le jardinage thérapeutique implique des activités liées à la plantation et à l'entretien des plantes.
  - Bénéfices :
  - Encourage la motricité fine et la coordination.
  - Offre une sensation de connexion avec la nature.
  - Favorise la relaxation et la réduction du stress.

Thérapie par la réalité virtuelle
- **Description** : L'utilisation de la technologie pour créer des environnements immersifs et stimulants.
  - Bénéfices :
  - Peut aider à la reviviscence et à la stimulation cognitive.
  - Fournit des expériences enrichissantes et distractives.
  - Favorise l'exploration et la découverte.

Chacune de ces modalités offre une approche unique et spécifique aux besoins des patients atteints d'Alzheimer. Ce qui est primordial, c'est la flexibilité et l'adaptabilité : chaque patient est unique, et ce qui fonctionne pour l'un peut ne pas fonctionner pour un autre. Ces thérapies, par leur nature holistique et centrée sur la personne, permettent une prise en charge individualisée qui valorise et célèbre chaque individu, malgré les défis posés par la maladie.

La stimulation cognitive: jeux, activités et techniques

La stimulation cognitive joue un rôle crucial dans la prise en charge des personnes atteintes de la maladie d'Alzheimer. Elle vise à maintenir et à améliorer la fonction cognitive, à réduire le déclin cognitif et à favoriser une meilleure qualité de vie. Cet ensemble d'activités est conçu pour engager et défier l'esprit, en mettant l'accent sur les capacités préservées plutôt que sur les déficits.

1. Jeux de mémoire
   - **Exemples** : Jeux de cartes, "Memory", jeux d'association d'images.
   - **Objectif** : Favoriser la mémorisation à court terme, l'attention et la reconnaissance visuelle.
2. Casse-têtes et puzzles
   - **Exemples** : Puzzles simples avec de grandes pièces, jeux de logique.
   - **Objectif** : Renforcer la résolution de problèmes, la motricité fine et la coordination œil-main.
3. Activités artistiques
   - **Exemples** : Dessin, peinture, modelage.
   - **Objectif** : Favoriser la créativité, l'expression émotionnelle et la dextérité.
4. Exercices de lecture et d'écriture
   - **Exemples** : Lecture à haute voix, écriture de journaux, remplissage de mots croisés simples.
   - **Objectif** : Maintenir le langage, la compréhension et l'expression écrite.
5. Jeux de mots et jeux de société
   - **Exemples** : Scrabble, Bingo, devinettes.
   - **Objectif** : Stimuler le vocabulaire, la pensée critique et la socialisation.
6. Activités musicales
   - **Exemples** : Chant, écoute de chansons familières, utilisation d'instruments simples.
   - **Objectif** : Renforcer la mémoire, l'expression émotionnelle et la coordination.
7. Exercices physiques doux
   - **Exemples** : Tai-chi, yoga, marche guidée.
   - **Objectif** : Améliorer la coordination, la force, l'équilibre et le bien-être général.
8. Activités de la vie quotidienne (AVQ)

- **Exemples** : Pliage du linge, mise de la table, jardinage.
- **Objectif** : Maintenir l'autonomie, la motricité fine et le sens de la réalisation.

9. Activités sensorielles
- **Exemples** : Kits sensoriels, sacs de toucher, thérapie par l'aromathérapie.
- **Objectif** : Stimuler les sens, favoriser la relaxation et la conscience de l'environnement.

10. Utilisation de la technologie
- **Exemples** : Applications pour tablettes, jeux vidéo adaptés, réalité virtuelle.
- **Objectif** : Offrir des défis cognitifs variés, améliorer la coordination et la reconnaissance visuelle.

Le succès de ces activités repose sur leur adaptabilité. L'approche doit être individualisée, tenant compte du niveau cognitif, des intérêts et des capacités de chaque individu. De plus, la régularité est essentielle : une stimulation cognitive régulière peut offrir des avantages plus durables et plus significatifs. Enfin, il est crucial que ces activités soient menées dans un environnement encourageant, où les réussites sont célébrées et où les défis sont abordés avec patience et compréhension.

Chapitre 6:
GESTION DES SYMPTÔMES COMPORTEMENTAUX

Comprendre les manifestations comportementales

Chez les personnes atteintes de la maladie d'Alzheimer, des changements de comportement souvent imprévisibles peuvent survenir, rendant leur prise en charge plus complexe. Ces manifestations comportementales sont influencées par une combinaison de facteurs liés à la maladie elle-même, ainsi qu'aux expériences et à l'environnement du patient. Pour offrir des soins adaptés et empathiques, il est essentiel de comprendre ces comportements.

1. Agitation
L'agitation peut se manifester par des mouvements répétitifs, une inquiétude accrue ou une résistance aux soins.
- **Causes possibles** : Douleur, inconfort, fatigue, surstimulation, frustration, changements d'environnement.
- **Approche recommandée** : Identifier et résoudre la cause sous-jacente, proposer des activités apaisantes, éviter la surstimulation, utiliser une communication rassurante.

2. Agressivité
Cela peut inclure des cris, des gestes brusques ou même des actes de violence.
- **Causes possibles** : Douleur, peur, frustration, sentiments d'incompréhension.

- **Approche recommandée** : Évaluer la situation avec calme, garantir la sécurité de tous, utiliser des techniques de désescalade, éviter les confrontations.

3. Répétition

Répéter constamment des phrases, des questions ou des actions est courant.
- **Causes possibles** : Perte de mémoire à court terme, besoin de structure, anxiété.
- **Approche recommandée** : Fournir des réponses courtes et rassurantes, détourner l'attention, utiliser des rappels visuels.

4. Errance

La personne peut sembler déambuler sans but précis.
- **Causes possibles** : Désorientation, recherche de quelque chose ou de quelqu'un, besoin d'exercice.
- **Approche recommandée** : Assurer un environnement sécurisé, offrir des activités structurées, utiliser des dispositifs de sécurité.

5. Réactions aux hallucinations ou délires

Le patient peut percevoir des choses qui ne sont pas réellement présentes.
- **Causes possibles** : Altérations du cerveau, effets secondaires des médicaments, infections.
- **Approche recommandée** : Ne pas argumenter sur la réalité, offrir du réconfort, évaluer les médicaments et la santé générale.

6. Réticence aux soins

La résistance ou le refus de certaines activités comme la toilette ou l'habillage est courant.
- **Causes possibles** : Douleur, peur, perte de dignité, perte de compréhension des étapes.

- **Approche recommandée** : Simplifier les routines, encourager l'autonomie, offrir des choix, utiliser une approche progressive.

7. Perturbations du sommeil
Des changements dans les habitudes de sommeil, comme la veille nocturne, peuvent survenir.
- **Causes possibles** : Désorientation temporelle, effets secondaires des médicaments, manque d'exercice.
- **Approche recommandée** : Établir une routine de sommeil, limiter les siestes diurnes, garantir un environnement de sommeil confortable.

8. Inappropriation sociale
Des comportements tels que le déshabillage en public ou des propos déplacés peuvent apparaître.
- **Causes possibles** : Perte d'inhibition, confusion, inconfort physique.
- **Approche recommandée** : Répondre calmement, rediriger le comportement, assurer l'intimité lors des soins personnels.

Comprendre ces manifestations comportementales nécessite une approche holistique. Au-delà des symptômes visibles, il est crucial de considérer la personne dans son intégralité, en prenant en compte son histoire, ses émotions et ses besoins. Une telle compréhension peut conduire à des interventions plus efficaces et à une meilleure qualité de vie pour les patients.

Interventions et techniques pour gérer les crises

La gestion des crises comportementales chez les patients atteints d'Alzheimer est l'un des défis les plus exigeants pour le personnel de santé. Ces situations, souvent imprévisibles, nécessitent une intervention rapide, efficace et empreinte d'empathie. Voici des techniques et interventions éprouvées pour aborder ces crises.

1. Évaluation initiale rapide
Avant d'intervenir, évaluez rapidement la situation.
- **Objectif** : Déterminer la cause immédiate de la crise et évaluer tout danger potentiel pour le patient ou pour les autres.
- **Technique** : Observez, écoutez et interprétez le comportement et l'environnement.

2. Assurer la sécurité
La sécurité est primordiale.
- **Objectif** : Prévenir les blessures.
- **Technique** : Éloignez tout objet potentiellement dangereux, assurez-vous que l'espace est sécurisé et que le patient est stable physiquement.

3. Communication calme et rassurante
La manière dont vous communiquez peut apaiser ou aggraver une crise.
- **Objectif** : Désescalader la situation.
- **Technique** : Utilisez un ton doux, un langage simple et clair, maintenez un contact visuel bienveillant, et évitez un langage corporel menaçant.

4. Redirection et distraction
Dévier l'attention du patient peut interrompre un comportement indésirable.
- **Objectif** : Canaliser l'énergie du patient vers une activité positive.
- **Technique** : Proposez une activité agréable ou familière, comme écouter de la musique ou marcher.

5. Validation émotionnelle
Reconnaître les émotions du patient sans jugement.
- **Objectif** : Construire un rapport et montrer de l'empathie.
- **Technique** : Exprimez que vous comprenez leurs sentiments, même si vous ne validez pas la réalité distordue.

6. Réévaluation des besoins
Les crises peuvent souvent être le résultat de besoins non satisfaits.
- **Objectif** : Identifier et résoudre les problèmes sous-jacents.
- **Technique** : Vérifiez les besoins fondamentaux comme la faim, la soif, le besoin d'utiliser les toilettes, ou un inconfort physique.

7. Utilisation minimale de la contention
La contention, physique ou chimique, devrait être le dernier recours.
- **Objectif** : Utiliser uniquement si le patient est une menace pour lui-même ou pour les autres et si d'autres méthodes ont échoué.
- **Technique** : Assurez-vous d'avoir une formation adéquate, suivez les protocoles établis et surveillez constamment le patient.

8. Post-crise : Debriefing
Après une crise, il est essentiel de réfléchir à ce qui s'est passé.
- **Objectif** : Prévenir les futures crises.
- **Technique** : Évaluez les déclencheurs, discutez avec l'équipe soignante, et ajustez les plans de soins en conséquence.

9. Formation continue

Le monde de la démence est en constante évolution, tout comme les meilleures pratiques pour la prise en charge.

- **Objectif** : Être à jour avec les techniques les plus efficaces.
- **Technique** : Participez régulièrement à des formations, des ateliers et des séminaires sur la prise en charge des patients atteints d'Alzheimer.

10. Soutien pour le personnel

La gestion des crises peut être émotionnellement épuisante pour les soignants.

- **Objectif** : Assurer le bien-être mental et émotionnel des soignants.
- **Technique** : Proposez des séances de soutien, des débriefings réguliers et des ressources en santé mentale.

La gestion des crises chez les patients atteints d'Alzheimer est autant un art qu'une science. En plus des compétences techniques, l'humanité, la patience et l'empathie sont essentielles pour offrir des soins adaptés et bienveillants.

Les facteurs déclencheurs et prévention des comportements défiants

Gérer les comportements défiants chez les patients atteints de la maladie d'Alzheimer nécessite une compréhension approfondie des facteurs qui peuvent déclencher ces comportements. Identifier et comprendre ces déclencheurs est essentiel pour mettre en place des mesures préventives efficaces.

Facteurs déclencheurs courants:

1. Besoins physiologiques non satisfaits : Faim, soif, besoin d'aller aux toilettes ou douleurs peuvent provoquer une agitation ou une frustration.

2. Environnement surstimulant : Trop de bruit, une lumière vive ou un grand nombre de personnes peuvent créer de la confusion ou du stress.

3. Perturbations de la routine : Les personnes atteintes d'Alzheimer se reposent souvent sur des routines prévisibles. Tout changement peut être déstabilisant.

4. Sensation de menace : Nouveaux environnements, nouveaux visages ou une perception erronée peuvent faire ressentir un danger.

5. Échec de communication : L'incompréhension ou l'incapacité de s'exprimer peut engendrer de la frustration.

6. Médicaments : Les effets secondaires de certains médicaments ou les interactions médicamenteuses peuvent influencer le comportement.

7. Problèmes de santé sous-jacents : Infections, constipation ou d'autres problèmes médicaux peuvent altérer le comportement sans que cela soit immédiatement évident.

8. Fatigue : Un manque de sommeil ou une surstimulation peut accentuer les comportements défiants.

Stratégies de prévention:

1. Établir une routine : Un horaire quotidien prévisible peut offrir un sentiment de sécurité.

2. Adapter l'environnement : Réduire les sources de surstimulation et créer un espace apaisant et sécurisé.

3. Favoriser une communication claire : Utiliser des phrases courtes, des gestes et des supports visuels pour faciliter la compréhension.

4. Évaluer régulièrement les besoins physiologiques : S'assurer que le patient est bien nourri, hydraté et qu'il ne ressent aucune douleur.

5. Superviser les médicaments : Réviser régulièrement la médication pour éviter les effets secondaires indésirables.

6. Participer à des activités significatives : Des activités adaptées à leurs capacités, comme la musique ou les arts, peuvent offrir un sentiment d'accomplissement.

7. Fournir une formation aux soignants : Former le personnel et les aidants à reconnaître et à répondre aux déclencheurs de comportements défiants.

8. Assurer un sommeil de qualité : Établir une routine de coucher régulière et veiller à un environnement propice au sommeil.

Prévenir les comportements défiants chez les patients atteints d'Alzheimer nécessite une attention constante et une adaptabilité de la part des soignants. La clé réside dans l'anticipation des besoins du patient, l'adaptation de l'environnement et la formation continue pour répondre efficacement aux défis qui se présentent.

Chapitre 7:
LA RELATION AVEC LES FAMILLES

Soutenir les proches:
une mission cruciale

La maladie d'Alzheimer n'affecte pas seulement le patient. Elle a aussi un impact profond sur ceux qui sont proches de la personne atteinte, qu'il s'agisse de membres de la famille, d'amis ou de soignants. Ces proches vivent avec le chagrin de voir un être cher décliner, tout en faisant face aux défis quotidiens de la prise en charge. Soutenir ces individus est essentiel, car ils jouent un rôle déterminant dans le bien-être du patient.

1. Reconnaître le rôle des proches
L'importance des proches : Les soignants et les membres de la famille sont souvent les premiers à reconnaître les symptômes et à chercher de l'aide. Ils fournissent une aide constante, adaptant leur vie quotidienne pour répondre aux besoins du patient.

2. Éducation et information
Fournir des ressources : Les proches doivent être informés sur la maladie, ses symptômes, sa progression et les meilleures pratiques de soins. Des ateliers, des livres, et des sessions d'information peuvent leur offrir des outils précieux.

3. Créer un espace pour les émotions
Reconnaître le chagrin et la perte : Il est essentiel de créer des espaces où les proches peuvent exprimer leurs sentiments, partager leurs expériences et recevoir du soutien émotionnel.

4. Fournir des ressources pour le bien-être

Soutien psychologique : Proposer des séances avec des psychologues ou des groupes de soutien spécialisés. Ces espaces peuvent aider les proches à gérer le stress, l'anxiété et le chagrin.

5. Soulager le fardeau

Respite care (soins de répit) : Il est essentiel de donner aux soignants des pauses pour se reposer et se ressourcer. Ces moments de répit peuvent être assurés par des professionnels ou des bénévoles formés.

6. Impliquer les proches dans le plan de soins

Planification conjointe : Impliquer activement les proches dans la prise de décision concernant les soins assure une meilleure compréhension et une prise en charge adaptée.

7. Préparation pour les étapes ultérieures

Discussions anticipées : Il est essentiel d'aborder les sujets difficiles, tels que les directives anticipées, les soins en fin de vie et la succession, avec les proches bien avant qu'ils ne deviennent urgents.

8. Faire reconnaître les proches comme des partenaires

Établir des liens solides : Les professionnels de santé doivent établir une relation de confiance avec les proches, reconnaissant leur rôle essentiel et valorisant leur contribution.

La prise en charge de la maladie d'Alzheimer est une responsabilité collective. En soutenant activement les proches, on renforce la chaîne de soins autour du patient, assurant ainsi un environnement aimant et bienveillant pour tous.

Éducation et sensibilisation des familles

Lorsqu'un diagnostic de la maladie d'Alzheimer tombe, c'est une onde de choc qui traverse non seulement la vie de la personne atteinte, mais aussi celle de toute sa famille. La peur, l'incertitude et la méconnaissance peuvent rapidement devenir les compagnons quotidiens des proches. Dans ce contexte, l'éducation et la sensibilisation des familles deviennent essentielles.

Comprendre la maladie d'Alzheimer ne se résume pas seulement à connaître les symptômes ou à anticiper sa progression. C'est avant tout saisir les bouleversements profonds qu'elle engendre dans la vie quotidienne du patient, mais aussi des membres de sa famille. Il est primordial de déconstruire les idées reçues, de démystifier cette maladie et de faire comprendre que, malgré les changements, l'identité et la dignité de la personne demeurent.

Chaque famille possède une histoire, des dynamiques, des forces et des faiblesses. En sensibilisant et en éduquant chaque famille selon ses besoins, on leur donne les outils pour affronter cette épreuve. Apprendre à communiquer avec une personne atteinte d'Alzheimer, c'est réapprendre à se connecter autrement, à privilégier le non-verbal, à chercher la personne derrière la maladie, à savourer les moments de lucidité.

Mais cette éducation ne serait pas complète sans préparer les familles aux différentes étapes de la maladie. L'anticipation est essentielle pour mieux s'adapter. Bien que chaque patient puisse vivre la maladie différemment, certains repères permettent aux familles de se préparer, d'ajuster leur approche et de se ressourcer pour mieux accompagner leur proche.

Enfin, sensibiliser et éduquer les familles, c'est aussi leur rappeler qu'elles ne sont pas seules. Les échanger avec d'autres familles, rejoindre des groupes de soutien, participer à des ateliers peuvent être autant de bouées de sauvetage dans ce tumulte. La solidarité, le partage d'expériences et le soutien mutuel sont des remparts face à l'isolement et à l'épuisement.

En somme, éduquer et sensibiliser les familles face à la maladie d'Alzheimer, c'est leur tendre la main, les accompagner sur ce chemin sinueux et leur rappeler que, malgré les épreuves, l'amour, la patience et la compréhension restent les piliers sur lesquels s'appuyer.

Gérer les attentes
et les émotions des familles

Gérer les attentes et les émotions des familles face à la maladie d'Alzheimer est l'un des volets les plus délicats et essentiels du soutien aux patients. Le tumulte émotionnel engendré par le diagnostic, puis par l'évolution de la maladie, nécessite une approche douce et compréhensive, cherchant à ancrer les familles dans une réalité qu'elles peuvent appréhender et sur laquelle elles peuvent agir.

Lorsque la maladie d'Alzheimer est diagnostiquée, elle fait souvent irruption dans la vie des familles comme un intrus indésirable. Elle charrie avec elle des peurs, des angoisses, mais aussi des attentes parfois démesurées quant à son évolution ou aux traitements possibles. Les familles, dans leur quête de réponses, peuvent osciller entre le déni, l'espoir d'un remède miracle et la résignation.

Gérer ces attentes ne signifie pas étouffer l'espoir, mais plutôt le canaliser dans des directions constructives. Il s'agit de fournir aux familles une information claire et factuelle, de les éduquer sur ce qu'elles peuvent réellement attendre de la progression de la maladie et des traitements actuellement disponibles. Cette clarté, si elle peut être douloureuse au début, a le mérite de créer un sol stable sur lequel les familles peuvent construire leur résilience.

Parallèlement à la gestion des attentes, naviguer dans le tourbillon d'émotions est une tâche tout aussi complexe. La colère, la tristesse, la culpabilité, le désespoir ou encore la frustration sont autant d'émotions que peuvent ressentir les proches d'une personne atteinte d'Alzheimer. Ces émotions, si elles sont naturelles, peuvent parfois se muer en obstacles si elles ne sont pas reconnues, acceptées et traitées.

L'importance de disposer d'espaces où les familles peuvent exprimer, sans jugement, leurs émotions et leurs ressentis est donc primordiale. Ces espaces, qu'ils prennent la forme de thérapies individuelles, de groupes de soutien ou même d'ateliers créatifs, offrent une bouffée d'air frais, un lieu de partage et d'écoute.

De plus, renforcer la communication au sein de la famille est essentiel. Encourager le dialogue entre les membres permet non seulement d'exprimer ses propres émotions, mais aussi de comprendre celles des autres, créant ainsi une solidarité face à l'adversité.

Au final, en traitant conjointement les attentes et les émotions des familles, on leur donne les moyens de vivre au mieux cette épreuve. Ce faisant, on leur rappelle qu'au cœur de la tempête, il y a toujours des moments de répit, des instants de joie à saisir et à chérir, même dans l'ombre de la maladie d'Alzheimer.

Chapitre 8:
PRENDRE SOIN DE SOI
EN TANT QU'INFIRMIER

Reconnaître et gérer le burnout

Reconnaître et gérer le burnout chez les proches de personnes atteintes de la maladie d'Alzheimer est crucial. Ce syndrome d'épuisement professionnel, caractérisé par une fatigue profonde, une diminution de l'estime de soi et une distanciation vis-à-vis du travail ou des personnes prises en charge, peut toucher toute personne investie dans un rôle de soignant, qu'il s'agisse d'un professionnel ou d'un membre de la famille.

Lorsqu'on prend soin d'une personne atteinte d'Alzheimer, le dévouement est total. Les jours se ressemblent, ponctués par les routines, les besoins et les crises. Les nuits peuvent être courtes, hachées par des réveils intempestifs. Le défi émotionnel est de taille : voir un être cher oublier, se perdre, changer, peut être déchirant. Dans ce contexte, le burnout guette.

Reconnaître les signes précurseurs du burnout est la première étape pour y faire face. Une fatigue persistante, une irritabilité croissante, une sensation d'être dépassé, une perte d'intérêt pour des activités autrefois appréciées, ou encore une tendance à l'isolement peuvent être des signaux d'alarme.

Gérer le burnout nécessite une prise de conscience et une action proactive. Accepter l'idée qu'en tant que soignant, on n'est pas infaillible est fondamental. Il est crucial de se ménager des temps de pause, de respiration, même brefs.

S'accorder des moments pour soi, que ce soit pour pratiquer une activité appréciée, se reposer, méditer, ou simplement se balader. C'est en se ressourçant qu'on trouve l'énergie pour continuer à soutenir son proche.

L'entourage a un rôle capital à jouer. Le partage des responsabilités, la mise en place d'un relais, ou tout simplement la reconnaissance de l'effort fourni peuvent être des bouffées d'oxygène pour le soignant. La communication est essentielle : parler de ses ressentis, de ses limites, exprimer ses besoins.

Il est aussi bénéfique de chercher du soutien à l'extérieur de la famille. Se tourner vers des groupes de soutien, des thérapeutes ou des coachs spécialisés peut fournir une perspective extérieure, des conseils adaptés et un espace pour exprimer ses frustrations et ses émotions.

L'éducation et la formation peuvent aussi jouer un rôle préventif. Comprendre la maladie, ses étapes, les techniques de soin et de communication, peut permettre au soignant de se sentir mieux armé et moins dépassé.

Enfin, il est essentiel de se rappeler que prendre soin de soi n'est pas un signe d'égoïsme. Au contraire, c'est en étant bien avec soi-même que l'on peut être pleinement présent pour l'autre. Face au burnout, la clé réside dans l'équilibre entre donner et recevoir, entre s'engager et se ressourcer.

L'importance de la supervision et du soutien entre pairs

La prise en charge de personnes atteintes de la maladie d'Alzheimer, avec ses défis spécifiques et ses demandes émotionnelles, fait ressortir l'importance capitale de la supervision et du soutien entre pairs. Ces deux éléments jouent un rôle clé dans le bien-être des soignants, qu'ils soient professionnels ou proches aidants, et permettent de garantir une prise en charge de qualité pour les patients.

La **supervision**, souvent assurée par des professionnels expérimentés, offre un espace dédié à la réflexion, à l'analyse et à l'évaluation de la pratique. Dans le contexte de l'Alzheimer, cela donne l'opportunité aux soignants d'examiner leurs interventions, leurs réactions émotionnelles et leurs choix face à des situations souvent complexes. La supervision s'avère être un moment privilégié pour prendre du recul, acquérir de nouvelles compétences et s'assurer que les actions entreprises sont bien alignées avec les meilleures pratiques dans le domaine.

Le **soutien entre pairs**, quant à lui, offre une dimension complémentaire. Dans ces groupes, les soignants peuvent partager leurs expériences, leurs réussites, leurs défis et leurs inquiétudes avec des personnes qui vivent des situations similaires. Cette solidarité professionnelle ou familiale permet de briser l'isolement que l'on peut parfois ressentir face à la maladie d'Alzheimer. Les pairs peuvent fournir des conseils, des stratégies ou simplement une écoute empathique.

Au-delà de la simple discussion, le soutien entre pairs est aussi un lieu de reconnaissance. Dans le tumulte quotidien, voir ses efforts et son dévouement reconnus par d'autres est un puissant renforçateur de motivation. C'est également un espace où les émotions, souvent contenues dans le cadre du travail ou de la prise en charge à domicile, peuvent être exprimées, entendues et comprises.

De plus, ces échanges permettent souvent de découvrir des astuces, des techniques ou des ressources dont on ignorait l'existence. Les pairs, par leur vécu, sont une mine d'informations pratiques et d'approches innovantes.

L'importance de la supervision et du soutien entre pairs ne saurait être sous-estimée. Ces deux dispositifs permettent de prévenir l'épuisement professionnel et émotionnel, d'assurer une prise en charge de qualité et de renforcer le sentiment d'appartenance à une communauté, qu'elle soit professionnelle ou de proches aidants. Dans le voyage souvent sinueux qu'est la prise en charge de l'Alzheimer, la supervision et le soutien entre pairs sont comme des balises éclairantes, guidant et soutenant les soignants à chaque étape.

Techniques de relaxation et gestion du stress

Face aux défis uniques que présente la prise en charge des patients atteints de la maladie d'Alzheimer, les techniques de relaxation et de gestion du stress deviennent des outils indispensables pour le bien-être des soignants. Ces techniques ne sont pas uniquement bénéfiques pour les soignants, mais peuvent également être adaptées pour aider les patients eux-mêmes à gérer leur anxiété et leurs tensions.

- **Respiration profonde :** La base de nombreuses techniques de relaxation. Elle consiste à inspirer profondément par le nez, à retenir sa respiration quelques instants, puis à expirer lentement par la bouche. Cette méthode simple permet de réduire rapidement le rythme cardiaque et d'abaisser la tension artérielle.
- **Méditation et pleine conscience :** Ces techniques invitent à focaliser son attention sur le moment présent. Pour les soignants, quelques minutes de

méditation quotidiennes peuvent aider à réduire le stress. Pour les patients, la pleine conscience, adaptée à leur capacité cognitive, peut les aider à se connecter à leur environnement immédiat et à réduire l'anxiété.

- **Exercices de visualisation :** Se projeter mentalement dans un lieu apaisant, comme une plage ou un jardin, peut offrir un répit face aux tensions du quotidien.
- **Techniques de relaxation musculaire :** Ces méthodes consistent à tendre puis à relâcher délibérément différents groupes musculaires du corps. Elles sont particulièrement efficaces pour soulager les tensions physiques.
- **Yoga et tai-chi :** Ces disciplines combinent mouvements, respiration et méditation. Elles sont excellentes pour renforcer le corps, apaiser l'esprit et gérer le stress. De plus, des versions adaptées peuvent être proposées aux patients, favorisant ainsi leur mobilité et leur bien-être.
- **Journal de gratitude :** Prendre quelques instants chaque jour pour noter ce pour quoi on est reconnaissant peut changer la perspective sur les défis rencontrés et renforcer le positivisme.
- **Techniques de biofeedback :** À l'aide d'équipements spécialisés, ces techniques permettent d'apprendre à contrôler volontairement certaines fonctions physiologiques, telles que le rythme cardiaque, pour gérer le stress.
- **Thérapie par l'art et la musique :** S'exprimer à travers l'art ou écouter de la musique apaisante sont d'excellents moyens de relaxation pour les soignants et les patients.
- **Activités en plein air :** La nature a un effet apaisant. Une simple promenade, l'écoute des chants d'oiseaux ou la contemplation d'un paysage peuvent être source de relaxation profonde.

- **Établir des limites :** Savoir dire "non", déléguer certaines tâches et prendre du temps pour soi sont essentiels pour prévenir l'épuisement.

Il est essentiel pour les soignants de se rappeler que prendre du temps pour leur bien-être n'est pas un luxe, mais une nécessité. En prenant soin d'eux-mêmes, ils seront mieux équipés pour fournir les meilleurs soins possibles à leurs patients. Les techniques de relaxation et de gestion du stress sont des outils précieux dans cet effort continu d'équilibre et de bien-être.

Chapitre 9:
ÉTUDES DE CAS: HISTOIRES RÉELLES D'UNITÉ ALZHEIMER

La résilience face à la progression de la maladie

La maladie d'Alzheimer est une épreuve, non seulement pour les patients, mais aussi pour les soignants et les familles qui les entourent. La progression de la maladie, avec ses défis croissants et ses pertes successives, nécessite une force intérieure remarquable pour persévérer. La résilience est cette capacité à faire face à l'adversité, à s'adapter et à continuer d'avancer malgré les obstacles. C'est une compétence essentielle face à la progression de la maladie d'Alzheimer.

L'évolution de la résilience :
- **Reconnaissance de la réalité** : Accepter le diagnostic et reconnaître la réalité de la maladie est la première étape. Cela ne signifie pas abandonner l'espoir, mais plutôt comprendre la situation afin de pouvoir y faire face de manière proactive.
- **Chercher du soutien** : Il est essentiel de s'entourer d'une équipe solide, que ce soit des professionnels de santé, des groupes de soutien, des amis ou de la famille. Le partage des émotions, des défis et des succès renforce la résilience.
- **Trouver du sens** : Comprendre que, malgré la maladie, la personne demeure unique et précieuse peut aider à trouver un sens dans le processus. Cela peut également se traduire par une implication dans la sensibilisation à la maladie ou dans la recherche.

- **Célébrer les petites victoires** : Dans le contexte de la progression de la maladie, il est crucial de célébrer chaque moment de joie, chaque souvenir partagé, chaque rire. Ces moments deviennent des points d'ancrage qui renforcent la résilience.
- **Prendre soin de soi** : Les soignants, en particulier, doivent veiller à leur bien-être, tant physique qu'émotionnel. Cela inclut la prise de temps pour soi, la gestion du stress et la recherche d'activités épanouissantes en dehors des soins.
- **Se former et s'informer** : Comprendre la maladie, ses symptômes et ses traitements permet de se sentir plus en contrôle. L'éducation est un puissant outil de résilience.
- **Adaptabilité** : Face à la progression de la maladie, il est crucial d'être flexible et de s'adapter aux nouvelles réalités. Cela peut signifier repenser les routines, adapter l'environnement ou revoir les attentes.
- **Préserver la connexion humaine** : Garder un lien avec le patient, même lorsque la communication devient difficile, est essentiel. Les gestes d'affection, la musique ou simplement la présence peuvent transcender les barrières de la maladie.

La résilience face à la progression de la maladie d'Alzheimer n'est pas une route linéaire, mais plutôt un voyage avec ses hauts et ses bas. Elle est nourrie par l'amour, la détermination, le soutien et la capacité à trouver de la lumière même dans les moments les plus sombres. Au-delà des défis, c'est un testament à la force incroyable de l'esprit humain.

Naviguer à travers les complexités de la communication

Naviguer à travers les complexités de la communication avec un patient atteint de la maladie d'Alzheimer nécessite à la fois de la patience et une approche adaptée. La maladie, avec ses effets dégénératifs sur les capacités cognitives, peut rendre la communication difficile, mais non impossible. Comprendre ces complexités est essentiel pour maintenir une connexion humaine avec le patient tout au long de la progression de la maladie.

Défis de la communication avec la maladie d'Alzheimer :
- **Perturbation du langage** : Les patients peuvent avoir des difficultés à trouver les bons mots, à former des phrases complètes ou à suivre une conversation.
- **Problèmes de mémoire** : Les oublis fréquents, la difficulté à reconnaître des visages familiers ou à se souvenir d'événements récents peuvent entraver la communication.
- **Difficultés de perception** : Des problèmes tels que la mauvaise interprétation des signaux non verbaux ou une sensibilité accrue au bruit peuvent perturber la communication.

Stratégies pour une communication efficace :
- **Simplicité et clarté** : Utilisez des phrases courtes, des mots simples et parlez lentement. Assurez-vous que votre message est compris avant de passer au suivant.
- **Gardez un ton positif** : Un ton chaleureux, une attitude patiente et un contact visuel peuvent rendre la communication plus accessible.
- **Évitez les distractions** : Minimisez le bruit de fond, éteignez la télévision et assurez-vous d'avoir l'attention du patient avant de parler.

- **Utilisez le langage non verbal** : Les gestes, les expressions faciales et le toucher peuvent transmettre autant, voire plus, que les mots.
- **Validez et réconfortez** : Si le patient est confus ou anxieux, il est souvent préférable de valider ses sentiments plutôt que de le corriger.
- **Utilisez des aides visuelles** : Des photos, des objets ou des aides à la mémoire peuvent faciliter la communication.
- **Répétez ou reformulez si nécessaire** : Si le patient ne comprend pas, essayez de reformuler plutôt que de répéter exactement la même phrase.
- **Favorisez les choix simples** : Plutôt que de poser une question ouverte, proposez deux choix pour faciliter la décision.
- **Écoutez avec patience** : Même si le discours est désorganisé, l'acte d'écouter est un geste de respect et de compassion.

Anticiper et s'adapter à l'évolution :

Au fur et à mesure que la maladie progresse, la communication peut devenir de plus en plus difficile. Il est crucial d'être flexible, d'adapter les méthodes et d'accepter que, parfois, la simple présence et le contact physique puissent être les formes de communication les plus puissantes.

Naviguer à travers les complexités de la communication dans le contexte de la maladie d'Alzheimer est un art autant qu'une science. C'est un voyage d'apprentissage continu, où chaque patient offre une leçon unique sur la nature de la connexion humaine et l'importance de la patience, de la compréhension et de l'amour.

L'amour et la compassion
au cœur des soins

L'amour et la compassion sont bien plus que de simples émotions ou gestes. Dans le contexte des soins prodigués aux personnes atteintes de la maladie d'Alzheimer, ces deux éléments deviennent la pierre angulaire d'une approche thérapeutique qui va au-delà des médicaments ou des interventions cliniques. Ils sont la substance même qui tisse le lien entre le soignant et le patient, offrant une lueur d'humanité dans un paysage souvent assombri par la maladie.

L'amour en tant que fondement :
Au-delà de sa définition traditionnelle, l'amour dans ce contexte est une profonde appréciation de l'humanité de l'autre, une reconnaissance de sa valeur intrinsèque. Les patients atteints d'Alzheimer, malgré la perte de certaines capacités, demeurent des êtres humains avec des désirs, des souvenirs, et une histoire. Aimer ces patients, c'est reconnaître leur individualité et leur dignité, même lorsqu'ils ne peuvent plus le faire eux-mêmes.

La compassion comme méthode de soin :
La compassion est une réponse empathique à la souffrance d'autrui. Elle demande au soignant de se mettre à la place du patient, de ressentir ce qu'il ressent, et d'agir en conséquence. Dans les moments de confusion ou de détresse, un acte de compassion peut apaiser, rassurer et réconforter.

Des bénéfices palpables :
- **Réduction de l'anxiété** : L'approche empreinte d'amour et de compassion rassure le patient et diminue l'anxiété souvent associée à la maladie.
- **Stimulation cognitive** : Un environnement chaleureux et aimant peut avoir un effet positif sur la

cognition, favorisant les moments de lucidité et de connexion.

- **Amélioration des soins physiques** : Une approche bienveillante rend les procédures médicales et les routines quotidiennes plus faciles à gérer pour le patient.

Pour les soignants :
La compassion et l'amour sont tout aussi bénéfiques pour le soignant. Ils offrent un sens profond au travail accompli, renforcent les liens et fournissent une source d'énergie dans des moments autrement épuisants.
Cependant, s'engager avec autant d'intensité émotionnelle comporte des défis. Le risque d'épuisement professionnel, de tristesse face à la progression de la maladie ou de difficulté à gérer les émotions peut être élevé.
La nécessité de l'équilibre :

Il est crucial pour les soignants de trouver un équilibre. Cela signifie se donner le droit à des pauses, chercher du soutien, et reconnaître ses propres émotions et besoins. La compassion envers soi-même est tout aussi importante que celle offerte aux patients.

L'amour et la compassion, lorsqu'ils sont intégrés au cœur des soins prodigués aux patients atteints de la maladie d'Alzheimer, peuvent transformer l'expérience de la maladie pour tous les impliqués. Ils rappellent que, au-delà des symptômes, des médicaments et des défis, se trouve un individu qui mérite respect, dignité et affection. Dans cet espace sacré de soins, même au milieu du déclin et de la perte, des moments de beauté, de joie et d'humanité peuvent encore fleurir.

Chapitre 10:
ASPECTS ÉTHIQUES ET LÉGAUX

Les droits des patients Alzheimer

Les droits des patients atteints de la maladie d'Alzheimer sont d'une importance cruciale. Ces individus, bien qu'affrontant une détérioration cognitive, ont les mêmes droits fondamentaux que n'importe quelle autre personne. Néanmoins, en raison de la nature progressive et débilitante de leur maladie, ils peuvent nécessiter une défense plus vigoureuse de leurs droits.

Reconnaissance de l'individualité :
Chaque patient Alzheimer est avant tout une personne, avec sa propre histoire, ses valeurs, ses désirs et ses besoins. Malgré la maladie, leur individualité doit toujours être respectée et reconnue.

Droit à des soins dignes et respectueux :
- **Soins de qualité** : Les patients Alzheimer ont le droit de recevoir des soins adaptés à leurs besoins, qui respectent leurs préférences et qui sont fournis par des professionnels formés et compétents.
- **Protection contre les abus** : Comme toute personne vulnérable, ils ont le droit d'être protégés contre toute forme d'abus, qu'il soit physique, émotionnel, financier ou autre.

Participation à la prise de décision :
Même avec des capacités cognitives réduites, les patients ont le droit d'être informés et, dans la mesure du possible, de participer à la prise de décision concernant leurs soins, leur traitement et leur vie quotidienne.

Droit à l'intimité et à la confidentialité :
La vie privée des patients Alzheimer doit être respectée, qu'il s'agisse de leurs données médicales, de leur intimité physique ou de leurs communications personnelles.

Accès à des thérapies et traitements appropriés :
Cela comprend non seulement les traitements médicaux, mais aussi les interventions non pharmacologiques, telles que les thérapies par l'art, la musique, ou la stimulation cognitive.

Droit de vivre dans un environnement sûr et stimulant :
Les patients Alzheimer ont le droit d'évoluer dans un cadre sécurisé, où les risques de chutes, d'égarement ou d'autres dangers sont minimisés, tout en bénéficiant d'activités stimulantes et adaptées à leurs capacités.

Droit à l'information :
Les patients, ainsi que leurs familles, ont le droit d'être informés sur la maladie, son évolution, les options de traitement et les ressources disponibles.

Reconnaissance et respect des directives anticipées :
Si un patient a rédigé des directives anticipées ou désigné un mandataire en cas d'incapacité, ces choix doivent être respectés et appliqués.

Droit à la non-discrimination :
La maladie d'Alzheimer, bien qu'impactant la cognition, ne devrait pas être une raison pour traiter ces patients de manière inégale ou les stigmatiser.

Les droits des patients Alzheimer reflètent une approche centrée sur la personne, qui vise à assurer leur bien-être et à les traiter avec dignité et respect. Tout en reconnaissant les défis posés par la maladie, il est primordial pour les soignants, les familles, et la société en général de défendre ces droits avec vigueur, garantissant ainsi que chaque patient Alzheimer soit traité avec l'humanité et la considération qu'il mérite.

La prise de décision médicale et le consentement éclairé

La prise de décision médicale et le consentement éclairé sont des éléments centraux de la médecine moderne, soulignant le respect de l'autonomie individuelle et la nécessité d'une communication ouverte entre le patient et le professionnel de santé. Cependant, lorsqu'il s'agit de patients atteints de la maladie d'Alzheimer, ces concepts prennent une dimension particulièrement complexe.

Principe du consentement éclairé :
Le consentement éclairé repose sur l'idée qu'un individu a le droit de prendre des décisions concernant son propre corps et sa santé. Avant toute intervention médicale ou procédure, le patient doit être correctement informé des risques, des avantages, des alternatives possibles et des conséquences potentielles. Ce n'est qu'après avoir reçu et compris ces informations que le patient peut donner son consentement en toute connaissance de cause.

Défis posés par la maladie d'Alzheimer :
- **Capacité cognitive réduite** : Les patients atteints de la maladie d'Alzheimer peuvent avoir des difficultés à comprendre des informations complexes, à peser les pour et les contre ou à exprimer clairement leurs préférences.
- **Variabilité de la capacité de décision** : La capacité de prendre des décisions peut varier selon le stade de la maladie, le moment de la journée, ou d'autres facteurs.

Approches pour la prise de décision médicale :

- **Evaluation de la capacité de décision** : Avant de solliciter le consentement, il est crucial d'évaluer la capacité du patient à comprendre et à prendre des décisions. Des outils et des évaluations spécialisés sont disponibles pour cela.
- **Implication des proches** : Si un patient n'est pas en mesure de donner un consentement éclairé, il peut être nécessaire d'impliquer les proches ou un mandataire désigné pour aider à la prise de décision.
- **Directives anticipées** : Ces documents, rédigés lorsque le patient est encore en pleine capacité, expriment les souhaits du patient concernant les soins médicaux, les interventions et les traitements en cas d'incapacité future à prendre des décisions.
- **Communication simplifiée** : Pour faciliter la compréhension, il peut être utile d'adapter le langage, d'utiliser des supports visuels ou d'autres moyens pour présenter les informations de manière claire et concise.

Le rôle des professionnels de santé :
Il est crucial pour les professionnels de santé de respecter l'autonomie du patient tout en assurant sa sécurité et son bien-être. Cela peut nécessiter des discussions délicates, une écoute attentive et une attention particulière aux signaux non verbaux.

La prise de décision médicale et le consentement éclairé pour les patients Alzheimer sont des processus complexes qui nécessitent sensibilité, patience et compétence. Bien que la maladie puisse altérer la capacité de décision, l'importance de respecter la dignité, les droits et les souhaits du patient demeure primordiale. Dans cette démarche, l'approche centrée sur la personne, combinée à une collaboration étroite avec les familles et les aidants, peut offrir une voie équilibrée et éthique pour naviguer dans ces eaux délicates.

Gestion des cas d'abus et de négligence

Gérer les cas d'abus et de négligence envers les personnes atteintes de la maladie d'Alzheimer est une tâche délicate, urgente et essentielle. Ces individus, en raison de leur vulnérabilité accrue, sont souvent exposés à des risques d'exploitation, de maltraitance ou de négligence. Aborder ce sujet demande une combinaison de sensibilité, de compétence professionnelle et d'engagement moral.

Types d'abus rencontrés :
- **Abus physique** : Des actes de violence ou de traitement brutale.
- **Abus émotionnel** : Insultes, humiliation, menaces ou isolement.
- **Abus sexuel** : Tout acte sexuel non consenti.
- **Abus financier** : Exploitation financière, vol ou détournement de fonds.
- **Négligence** : Manquement aux soins de base, tels que l'alimentation, l'hygiène ou la prise de médicaments.

Reconnaître les signes :
Les professionnels de santé, en particulier ceux travaillant dans les unités Alzheimer, doivent être formés pour reconnaître les signes subtils d'abus ou de négligence. Cela peut inclure des changements comportementaux inexpliqués, des blessures récurrentes, des signes de détresse émotionnelle ou d'isolement, des anomalies financières, ou un état de santé déclinant sans raison médicale apparente.

Protocoles d'intervention :

- **Documentation précise** : Il est essentiel de documenter minutieusement tout signe ou symptôme suspect, en y incluant des descriptions détaillées, des photos si nécessaire, et toute autre information pertinente.
- **Confidentialité** : La protection de la vie privée du patient est primordiale, sauf en cas de risque immédiat.
- **Signalement** : En cas de suspicion fondée d'abus ou de négligence, un signalement doit être effectué aux autorités compétentes.
- **Soutien au patient** : Fournir un environnement sécurisé et offrir un soutien psychologique et médical adapté au patient.

Prévention :

- **Formation du personnel** : Tous les professionnels de santé devraient recevoir une formation spécifique sur la reconnaissance et la gestion des abus et de la négligence.
- **Évaluations régulières** : Des évaluations régulières du bien-être physique et émotionnel du patient peuvent aider à détecter et à prévenir les abus.
- **Communication ouverte** : Encourager une communication ouverte entre le personnel, les patients et les familles peut aider à prévenir ou à détecter les abus.
- **Protocoles clairs** : Disposer de procédures standardisées pour traiter les allégations d'abus assure que les cas sont traités rapidement et efficacement.

La gestion des cas d'abus et de négligence chez les patients Alzheimer est une responsabilité gravissime pour tous les professionnels de santé. Au-delà des compétences professionnelles, cela requiert une véritable humanité, une vigilance constante et un engagement indéfectible envers la protection et le bien-être de ces individus particulièrement vulnérables. Chaque cas d'abus ou de négligence est une tragédie, mais avec une formation adéquate, une sensibilisation et des protocoles d'action efficaces, ces événements peuvent être minimisés, voire éliminés.

Chapitre 11:
NUTRITION ET SOINS ALIMENTAIRES

Les défis nutritionnels
chez les patients Alzheimer

La nutrition joue un rôle crucial dans le bien-être général de chaque individu. Chez les personnes atteintes de la maladie d'Alzheimer, maintenir une alimentation équilibrée peut présenter des défis uniques. Les changements cognitifs, comportementaux et physiologiques liés à la maladie peuvent entraver la prise alimentaire adéquate, et il est essentiel de reconnaître et de gérer ces défis pour soutenir la santé et la qualité de vie du patient.

Changements dans la perception et les préférences :
Avec la progression de la maladie, les patients peuvent perdre leur goût pour certains aliments ou développer des aversions soudaines. Ces changements peuvent être dus à des altérations de la perception du goût et de l'odorat. Les préférences alimentaires peuvent également être influencées par des facteurs psychologiques ou émotionnels, comme l'anxiété ou la dépression.

Problèmes de mastication et de déglutition :
Les patients peuvent rencontrer des difficultés à mastiquer ou à avaler certains aliments, augmentant ainsi le risque d'étouffement ou de malnutrition. Cela peut être dû à une perte de coordination musculaire ou à des modifications de la structure buccale.

Diminution de l'appétit :
Certains patients atteints d'Alzheimer peuvent perdre l'appétit, soit à cause de la maladie elle-même, soit en

raison des médicaments prescrits. Cela peut conduire à une perte de poids non désirée et à des carences nutritionnelles.

Oubli de manger :
Les pertes de mémoire courantes chez les patients Alzheimer peuvent les amener à oublier de manger ou à manger plusieurs fois en pensant ne pas l'avoir fait.

Difficultés comportementales :
Des comportements tels que l'agitation, la confusion ou la distractivité peuvent rendre les repas difficiles. De plus, certains patients peuvent avoir des fixations ou des compulsions autour de certains aliments.

Stratégies d'adaptation :
- **Environnement de repas apaisant** : Créer un environnement calme et sans distractions peut aider à focaliser l'attention du patient sur le repas.
- **Aliments familiers et préférés** : Servir des aliments que le patient reconnaît et apprécie peut encourager l'apport alimentaire.
- **Assistance pendant les repas** : Certains patients peuvent avoir besoin d'aide pour manger, que ce soit pour découper la nourriture ou pour être guidés pendant le repas.
- **Suppléments nutritionnels** : Si la prise alimentaire est insuffisante, des suppléments nutritionnels peuvent être envisagés pour garantir un apport adéquat.
- **Surveillance régulière du poids et de la nutrition** : Contrôler régulièrement le poids, la consommation alimentaire et les niveaux de nutriments essentiels peut aider à identifier rapidement tout problème potentiel.

- **Thérapies alternatives** : La musicothérapie ou l'aromathérapie peuvent stimuler l'appétit ou créer une atmosphère plus propice aux repas.

La prise en charge des défis nutritionnels chez les patients Alzheimer exige une approche holistique qui prend en compte à la fois les aspects médicaux et psychosociaux de la maladie. Par une observation attentive, une flexibilité et une collaboration étroite avec les diététiciens, les aidants et les familles, il est possible de surmonter ces obstacles et de garantir une nutrition optimale aux patients tout au long de leur parcours avec la maladie d'Alzheimer.

Techniques pour encourager l'alimentation et l'hydratation

Encourager l'alimentation et l'hydratation chez les patients atteints de la maladie d'Alzheimer est essentiel pour maintenir leur santé physique, prévenir les complications médicales et soutenir leur bien-être général. Voici des techniques pour y parvenir de manière fluide et efficace :

1. Créer un environnement propice :
   - **Atmosphère calme** : Réduisez les distractions telles que la télévision ou la radio pendant les repas pour aider le patient à se concentrer sur la nourriture.
   - **Mise en place attrayante** : Présentez la nourriture de manière appétissante, avec des couleurs variées et des assiettes bien disposées. Les assiettes contrastantes peuvent aider les patients à mieux discerner la nourriture.
2. Adapter les préférences alimentaires :
   - **Nourriture familière** : Les plats familiers peuvent susciter l'intérêt du patient pour la nourriture, en évoquant des souvenirs agréables.

- **Textures variées** : Si mâcher ou avaler devient un problème, essayez des aliments plus mous ou en purée. Les smoothies et les soupes peuvent aussi être de bonnes options.
3. Assurer une présence lors des repas :
   - **Manger ensemble** : Le simple fait de partager un repas peut encourager un patient à manger.
   - **Guidance manuelle** : Pour les patients plus avancés, guider doucement leur main pour les aider à manger peut être nécessaire.
4. Fractionner les repas :
   - **Petits repas fréquents** : Au lieu de trois gros repas, essayez de donner de plus petites portions plus fréquemment tout au long de la journée.
5. Hydratation :
   - **Rappels réguliers** : Encouragez le patient à boire régulièrement, même s'il ne sent pas la soif.
   - **Boissons variées** : Thés, jus, soupes, eau aromatisée ou smoothies peuvent rendre l'hydratation plus attrayante.
   - **Repérer les signes de déshydratation** : La peau sèche, la confusion ou les urines foncées peuvent être des signes d'une hydratation insuffisante.
6. Techniques de renforcement :
   - **Louanges et encouragements** : Valorisez les efforts du patient, même s'ils sont minimes.
   - **Impliquer le patient** : Impliquez-le dans la préparation des repas ou le choix des aliments, ce qui peut susciter son intérêt pour la nourriture.
7. Utilisation d'outils adaptés :
   - **Ustensiles ergonomiques** : Les couverts adaptés ou les tasses avec de grandes poignées peuvent faciliter la prise alimentaire.
   - **Vérifier la température** : Assurez-vous que la nourriture et les boissons ne sont ni trop chaudes ni trop froides.

8. Être vigilant aux besoins nutritionnels :
- **Suppléments** : Si l'apport alimentaire est insuffisant, discutez avec un nutritionniste de la possibilité d'introduire des suppléments pour garantir les besoins nutritionnels.
- **Détecter les carences** : Des examens réguliers peuvent aider à identifier toute carence nutritionnelle précoce.

L'alimentation et l'hydratation sont des éléments fondamentaux du soin des patients Alzheimer. Les aborder avec patience, créativité et compassion peut faire toute la différence dans le bien-être du patient. En étant attentif aux besoins uniques du patient, en adaptant les techniques et en collaborant avec des professionnels de la santé, les soignants peuvent surmonter les défis nutritionnels et garantir une prise en charge optimale.

Gestion des troubles de la déglutition et aspirations

La dysphagie, ou trouble de la déglutition, est une affection courante chez les personnes atteintes de la maladie d'Alzheimer et d'autres formes de démence. La gestion adéquate de ces problèmes est essentielle pour prévenir les complications telles que la malnutrition, la déshydratation, et particulièrement les aspirations qui peuvent mener à des pneumonies.

Reconnaissance des symptômes:
- **Toux ou étouffement** lors de la consommation de nourriture ou de boissons.
- **Changement de voix** après avoir bu ou mangé (voix humide ou gorgée).

- **Rétention alimentaire** dans la bouche ou des difficultés à commencer la déglutition.
- **Perte de poids** inexpliquée et diminution de l'appétit.

Stratégies de gestion de la dysphagie:

- **Consultation professionnelle** : Il est important d'avoir une évaluation par un orthophoniste qui peut offrir des conseils spécifiques sur la gestion de la dysphagie.
- Changement de la consistance des aliments :
  - Aliments en purée ou hachés pour faciliter la déglutition.
  - Utilisation d'épaississants pour les liquides si nécessaire.
- Position appropriée pendant et après les repas :
  - Assurez-vous que le patient est assis droit à un angle de 90 degrés pendant les repas.
  - Évitez de coucher le patient immédiatement après avoir mangé ou bu.
- Techniques de déglutition :
  - Encourager une déglutition multiple pour s'assurer que toute la nourriture est descendue.
  - Utiliser des techniques telles que la déglutition chin-tuck (tête penchée vers le bas) pour aider à protéger les voies respiratoires.
- **Surveillance attentive** : Soyez attentif aux signes d'aspiration, notamment la toux, le changement de couleur de la peau, ou une respiration sifflante.
- **Maintien d'une bonne hygiène bucco-dentaire** : Les restes alimentaires dans la bouche peuvent être aspirés plus tard, il est donc essentiel de s'assurer que la bouche est propre après les repas.

Prévention des aspirations:

- **Surveillance régulière** : Vérifier régulièrement l'état pulmonaire du patient, écouter la respiration.

- **Éviter les distractions** : Les repas doivent se dérouler dans un environnement calme pour permettre au patient de se concentrer sur la déglutition.
- **Faire des pauses fréquentes** : Laissez le patient reprendre son souffle entre les bouchées ou les gorgées.
- **Consulter régulièrement** : Les évaluations périodiques par des professionnels peuvent aider à identifier et à corriger les problèmes avant qu'ils ne deviennent graves.

La dysphagie et les risques d'aspiration sont des défis sérieux pour les personnes atteintes d'Alzheimer. Une gestion proactive et informée peut prévenir de graves complications. Avec une formation adéquate, une vigilance constante et un soutien professionnel, les soignants peuvent fournir des soins sûrs et efficaces à leurs patients tout en leur permettant de profiter de leurs repas.

Chapitre 12:
MOBILISATION
ET PRÉVENTION DES CHUTES

Comprendre les risques de chutes chez les patients Alzheimer

Les chutes sont une préoccupation majeure chez les personnes âgées, et elles le sont encore plus chez les personnes atteintes de la maladie d'Alzheimer. Le déclin cognitif, les modifications sensorielles et motrices, ainsi que les médicaments, peuvent augmenter le risque de chutes chez ces patients. Il est essentiel de comprendre et de minimiser ces risques pour garantir la sécurité du patient.

Facteurs de risque :
- **Troubles de la marche et de l'équilibre** : À mesure que la maladie progresse, les fonctions motrices du patient peuvent se détériorer, rendant la marche et le maintien de l'équilibre difficiles.
- **Détérioration visuelle** : La perception visuelle peut être affectée, rendant difficile la distinction des obstacles, des bords ou des changements dans les niveaux de sol.
- **Confusion et désorientation** : Les patients peuvent ne pas reconnaître leur environnement, essayer de se lever la nuit ou avoir des hallucinations qui les poussent à se déplacer brusquement.
- **Effets secondaires des médicaments** : Certains médicaments, en particulier ceux pour l'anxiété, la dépression ou les troubles du sommeil, peuvent causer des étourdissements ou une baisse de tension artérielle.

- **Obstacles environnementaux** : Le mobilier mal placé, les fils électriques, les tapis et le manque d'éclairage peuvent tous contribuer aux chutes.

Stratégies de prévention :
- **Évaluation régulière** : Il est crucial d'évaluer régulièrement les capacités motrices du patient, ainsi que son environnement, pour identifier les risques potentiels.
- Sécurité à domicile :
    - Enlever les obstacles du sol.
    - Installer des barres d'appui dans la salle de bain et près du lit.
    - Utiliser des tapis antidérapants.
    - Assurer un éclairage adéquat, en particulier la nuit.
    - Opter pour des chaussures adaptées, offrant un bon soutien et une semelle antidérapante.
- **Exercice régulier** : Encourager le patient à pratiquer des exercices doux comme la marche ou le tai-chi, qui peuvent améliorer l'équilibre et la force musculaire.
- **Révision médicamenteuse** : Travailler avec un médecin pour s'assurer que les médicaments prescrits n'augmentent pas inutilement le risque de chute.
- **Formation et sensibilisation** : Former les soignants et les membres de la famille à reconnaître les risques de chutes et à intervenir en conséquence.

Les chutes chez les patients Alzheimer ne sont pas une fatalité. En comprenant les risques associés et en mettant en œuvre des mesures préventives, on peut grandement réduire le nombre d'incidents. C'est une démarche qui nécessite une attention constante, une évaluation continue et une collaboration étroite entre les soignants, les professionnels de santé et la famille pour garantir la sécurité du patient.

Techniques de mobilisation adaptées

La mobilisation des patients atteints d'Alzheimer exige une attention particulière, non seulement en raison des défis physiques mais aussi cognitifs. La maladie peut altérer la perception du patient, sa capacité à suivre des instructions et sa coordination motrice. Par conséquent, les techniques de mobilisation doivent être adaptées pour assurer la sécurité et le confort du patient, tout en respectant sa dignité.

Principes généraux de mobilisation :

Communication : Avant toute mobilisation, parlez doucement et clairement au patient, en lui expliquant ce que vous allez faire.

Approche calme : Les mouvements brusques ou inattendus peuvent causer de l'anxiété ou de la résistance.

Sécurité avant tout : Assurez-vous que l'environnement est sécurisé, avec des surfaces antidérapantes et aucun obstacle.

Techniques spécifiques :

Transfert lit-fauteuil :

Utilisez des draps de glissement ou des planches de transfert si nécessaire.

Assurez-vous que le patient est assis sur le bord du lit avec ses pieds fermement sur le sol avant de se lever.

Offrez un soutien sous les bras et assurez-vous qu'ils sont capables de supporter leur poids avant de les déplacer complètement.

Marche :

Si le patient est instable, utilisez une ceinture de marche ou un déambulateur.

Marchez à côté d'eux, légèrement en arrière, prêt à fournir un soutien.

Encouragez des pas lents et réguliers, en évitant les surfaces inégales.

Mobilisation passive :

Lorsque le patient est alité et incapable de se déplacer par lui-même, effectuez des mouvements passifs pour éviter la raideur des articulations.

Soutenez doucement le membre et déplacez-le à travers sa gamme normale de mouvements.

Utilisation de dispositifs d'assistance :

Les lève-patients mécaniques peuvent être utilisés pour les patients qui sont incapables de supporter leur poids.

Assurez-vous que les sangles sont bien fixées et que le patient est confortable pendant le processus.

Hygiène et soins personnels :

Lorsque vous aidez le patient avec ses soins personnels, assurez-vous qu'il est bien soutenu. Par exemple, pendant le bain, utilisez une chaise de douche avec des pieds antidérapants.

Points à considérer :

La douleur peut affecter la capacité de mobilisation. Assurez-vous que le patient est à l'aise et envisagez des médicaments antidouleur si nécessaire.

Évaluez régulièrement la capacité du patient à se mobiliser et adaptez les techniques en conséquence.

Involvez le patient autant que possible, encouragez-le à aider dans la mesure de ses capacités.

Assurez-vous que tout le personnel est formé aux techniques appropriées de mobilisation.

La mobilisation des patients atteints d'Alzheimer peut présenter des défis, mais avec une approche adaptée, elle peut être réalisée de manière efficace et sécurisée. C'est une composante essentielle des soins pour ces patients, car elle aide à prévenir les complications telles que les escarres et la perte de la force musculaire, tout en favorisant le bien-être général.

Aménagements et dispositifs de sécurité

Lorsque l'on travaille avec des patients atteints d'Alzheimer, la sécurité est une priorité absolue. Ces patients peuvent présenter des comportements imprévisibles, une diminution de la perception des dangers et une altération de leur sens de l'orientation. Ainsi, aménager un environnement adapté et sécurisé est essentiel pour prévenir les accidents et favoriser un sentiment de bien-être.

Aménagements généraux :

Éclairage : Un bon éclairage est crucial pour prévenir les chutes. Utilisez des lampes à détection de mouvement pour éclairer automatiquement les zones lorsqu'une personne s'en approche, notamment les couloirs et les salles de bain.

Sol : Évitez les tapis qui peuvent être des obstacles. Optez pour des revêtements de sol antidérapants, particulièrement dans les salles d'eau.

Signalisation claire : Les panneaux avec des images peuvent aider les patients à se repérer et à identifier les pièces, tels que les toilettes ou leur propre chambre.

- **Barres d'appui** : Installez-les dans les salles de bain, les toilettes et près du lit pour aider à la mobilisation.
- **Caméras de surveillance** : Dans certains cas, pour la sécurité des patients à haut risque, des caméras peuvent être installées pour surveiller les déplacements et prévenir les incidents.

Dispositifs de sécurité spécifiques :

- **Détecteurs de mouvement** : Ces dispositifs peuvent alerter le personnel si un patient sort de son lit ou de sa chambre pendant la nuit.
- **Bracelets d'identification** : Ils peuvent être équipés de puces GPS pour localiser les patients qui pourraient s'égarer.
- **Portes sécurisées** : Des codes d'accès ou des systèmes de badges peuvent empêcher les patients de sortir sans supervision.
- **Réducteurs de risque de chute** : Ceux-ci comprennent des lits bas, des matelas de sol placés à côté du lit, et des chaussures antidérapantes.
- **Systèmes d'alerte** : Des boutons d'appel ou des dispositifs portables permettent aux patients de signaler s'ils ont besoin d'aide.
- **Coins arrondis sur les meubles** : Cela peut prévenir les blessures en cas de chute.

Zones spéciales :

- **Jardins sécurisés** : Un espace extérieur clôturé et surveillé permet aux patients de profiter de l'extérieur en toute sécurité.
- **Espaces de détente** : Des pièces calmes et apaisantes peuvent aider à gérer l'agitation ou l'anxiété des patients.

Éducation et formation :
Outre les aménagements physiques, le personnel doit être formé aux techniques de prévention des chutes, à la gestion des comportements difficiles et à la réaction aux urgences. Des simulations régulières et des rappels sur les procédures de sécurité peuvent aider à assurer la protection des patients.

Aménager un environnement sécurisé pour les patients atteints d'Alzheimer va au-delà de la simple prévention des accidents. Cela contribue à créer une atmosphère dans laquelle les patients se sentent en sécurité, respectés et soignés. En mettant en œuvre ces aménagements et dispositifs de sécurité, il est possible d'offrir une prise en charge de qualité tout en minimisant les risques.

Chapitre 13:
LA MORT ET LES SOINS PALLIATIFS

Aborder la fin de vie avec sensibilité

La prise en charge des patients atteints d'Alzheimer à un stade avancé et l'approche de la fin de vie sont des périodes délicates qui nécessitent une attention et une sensibilité particulières. Il s'agit non seulement de veiller à ce que le patient reçoive des soins médicaux appropriés, mais aussi de s'assurer que ses besoins émotionnels, psychologiques et spirituels sont pris en compte. Aborder la fin de vie avec sensibilité exige de la compassion, de l'empathie et une communication ouverte avec le patient, sa famille et l'équipe de soins.

1. La reconnaissance des signes de la fin de vie :
Les patients atteints d'Alzheimer peuvent présenter des symptômes tels qu'une aggravation cognitive, une perte d'appétit, une immobilité croissante, des infections fréquentes ou une détérioration générale de l'état de santé. Reconnaître ces signes permet une meilleure préparation et adaptation des soins.

2. La communication avec la famille :
Engagez des conversations ouvertes et honnêtes avec la famille à propos de l'évolution de la maladie, des options de soins palliatifs et des souhaits du patient concernant la fin de vie. Veillez à choisir un moment approprié, dans un cadre calme, pour ces discussions délicates.

3. Les soins palliatifs :
L'objectif est de soulager la douleur et les autres symptômes inconfortables, tout en soutenant les besoins

émotionnels et spirituels du patient. L'accent est mis sur la qualité de vie plutôt que sur la durée de vie.

4. Le respect des souhaits du patient :
Si le patient a rédigé des directives anticipées ou une procuration pour les soins de santé, il est impératif de respecter ses souhaits en matière de traitement médical, d'intervention et de fin de vie.

5. Le soutien émotionnel :
Proposez régulièrement des séances de soutien psychologique ou des thérapies par la musique et l'art pour aider le patient à exprimer ses émotions et à trouver un certain apaisement.

6. La spiritualité :
Si le patient est croyant ou spirituel, intégrez des pratiques ou des rites qui lui sont chers, que ce soit la prière, la méditation ou des rituels spécifiques.

7. La préparation à l'après :
Guidez la famille à travers le processus de deuil, en les aidant à anticiper et à comprendre les émotions qu'ils pourraient ressentir. Proposez des ressources comme des groupes de soutien ou des conseillers en deuil.

8. Les rituels d'adieu :
Permettez à la famille de passer du temps avec le patient, de lui parler, de lui tenir la main ou d'écouter sa musique préférée. Ces moments peuvent aider à trouver une certaine clôture.

Aborder la fin de vie chez les patients atteints d'Alzheimer avec sensibilité est une démarche complexe qui englobe non seulement les aspects médicaux, mais aussi les émotions, la spiritualité et la dignité humaine. C'est un moment où la compassion, le respect et l'empathie prennent tout leur sens. En tant que professionnel de santé, il est essentiel d'accompagner le patient et sa famille avec délicatesse à travers cette étape, en veillant à ce que tous les besoins soient respectés et soutenus.

Les soins palliatifs spécifiques aux patients Alzheimer

Les soins palliatifs jouent un rôle primordial dans l'accompagnement des patients atteints d'Alzheimer, particulièrement dans les stades avancés de la maladie. Ces soins ne se limitent pas à la simple gestion de la douleur physique, mais englobent aussi les aspects psychologiques, sociaux et spirituels du bien-être. Ils visent à améliorer la qualité de vie du patient et à soutenir sa famille. Pour les patients Alzheimer, les soins palliatifs revêtent des caractéristiques particulières qui tiennent compte de la complexité de la maladie.

1. Évaluation globale des besoins :
L'évaluation régulière des besoins du patient est fondamentale pour adapter les soins à l'évolution de la maladie. Cela inclut l'évaluation de la douleur (souvent sous-évaluée ou mal interprétée chez ces patients), des symptômes comportementaux, et des besoins nutritionnels.

2. Gestion de la douleur :
La communication altérée rend difficile l'expression de la douleur par le patient. Il est donc crucial d'utiliser des échelles adaptées de mesure de la douleur et de rester attentif à des signes non verbaux comme l'agitation, le refus de manger ou le repli.

3. Approche non-pharmacologique :
Outre les médicaments, des thérapies complémentaires comme la musicothérapie, l'art-thérapie ou la

massothérapie peuvent aider à apaiser les symptômes et à offrir du confort.

4. Gestion des symptômes neuropsychiatriques :
Les patients peuvent présenter des symptômes comme l'agitation, l'agressivité ou la dépression. Une combinaison d'approches médicamenteuses et non médicamenteuses est souvent nécessaire pour les gérer.

5. Soutien nutritionnel :
Avec la progression de la maladie, des problèmes d'alimentation peuvent survenir. Une évaluation régulière de l'état nutritionnel, l'utilisation d'aliments adaptés ou encore le recours à une nutrition entérale peuvent être envisagés.

6. Communication adaptée :
L'approche de communication doit être modifiée pour répondre aux besoins des patients qui peuvent avoir des difficultés à comprendre ou à s'exprimer. Une communication simple, claire et répétitive est préférable.

7. Soutien émotionnel et spirituel :
Respecter les croyances et valeurs du patient est essentiel. Le recours à des aumôniers, des conseillers ou d'autres professionnels spirituels peut offrir un soutien précieux.

8. Soutien aux familles :
Les familles ont souvent besoin d'orientation, d'éducation et de soutien émotionnel. Les aider à comprendre ce à quoi s'attendre, leur fournir des ressources et les soutenir dans leur processus de deuil sont autant d'éléments essentiels.

9. Planification anticipée des soins :
Bien que difficile, il est important d'aborder avec la famille les volontés du patient en matière de soins, notamment sur

des questions comme la réanimation, la nutrition artificielle ou encore l'hospitalisation.

10. Lieu de soins :
La décision de l'endroit où les soins seront prodigués (à domicile, en hospice, en unité spécialisée) doit être prise en fonction des besoins du patient, des souhaits de la famille et des ressources disponibles.

La prise en charge palliative des patients Alzheimer exige une approche holistique, individualisée et centrée sur le patient. Elle nécessite une collaboration étroite entre différents professionnels de santé afin de garantir une prise en charge optimale, tant pour le patient que pour sa famille.

Accompagner les familles dans le deuil

La maladie d'Alzheimer est une épreuve qui s'étire souvent sur de longues années, et tout au long de cette période, les familles vivent des deuils successifs, allant de la perte progressive des capacités cognitives de leur proche à sa disparition physique. L'accompagnement dans le deuil est un aspect essentiel des soins, car il permet aux familles de trouver un certain apaisement et de reconstruire leur vie après la perte.

1. Le deuil anticipé:
Avant même la disparition du patient, les familles vivent ce qu'on appelle un "deuil anticipé". Elles pleurent la perte des souvenirs, de la personnalité et des capacités du proche. C'est un processus complexe, car il se mêle à la douleur de voir l'être aimé s'éloigner, tout en étant physiquement présent.

2. Reconnaître la singularité du deuil:
Chaque famille, chaque individu vit le deuil différemment. Il est essentiel de reconnaître cette singularité, de ne pas juger, et de fournir un soutien adapté à chaque situation.

3. Fournir de l'information:
La compréhension du processus de la maladie, de ses étapes et des réactions émotionnelles qu'elle engendre peut aider les familles à mieux gérer leur deuil. Des sessions d'information et des discussions ouvertes peuvent être organisées régulièrement.

4. Offrir un soutien psychologique:
Des séances de thérapie individuelle ou en groupe, animées par des professionnels formés, peuvent aider les familles à exprimer leurs sentiments, à gérer leur douleur et à trouver des stratégies pour avancer.

5. Favoriser les groupes de soutien:
Les groupes de soutien offrent un espace de partage où les familles peuvent échanger sur leurs expériences, leurs difficultés et leurs stratégies d'adaptation. Ces rencontres renforcent le sentiment de ne pas être seul face à la maladie.

6. Organiser des rituels:
Les rituels, qu'ils soient religieux ou non, peuvent aider à donner un sens à la perte, à célébrer la vie du défunt et à amorcer le processus de guérison.

7. Encourager l'expression des sentiments:
Il est important de permettre aux familles d'exprimer leurs sentiments, qu'ils soient de tristesse, de colère, de culpabilité ou d'autres encore. L'expression peut prendre diverses formes : discussions, écriture, art, musique, etc.

8. Préparer à la phase post-deuil:
Il est crucial d'accompagner les familles dans l'après, en les aidant à envisager la vie sans leur proche, à retrouver un équilibre et à se projeter dans de nouveaux projets ou activités.

Accompagner les familles dans le deuil est un voyage délicat qui nécessite écoute, compassion et expertise. C'est un processus qui ne se limite pas à la période immédiate suivant la disparition, mais qui s'inscrit dans la durée. En reconnaissant la profondeur de leur douleur et en leur offrant un soutien adapté, on contribue à alléger le fardeau des familles et à les guider vers la guérison.

Chapitre 14:
LES OUTILS TECHNOLOGIQUES EN UNITÉ ALZHEIMER

L'utilisation des technologies pour améliorer la prise en charge

Dans une ère dominée par l'évolution technologique, il est naturel d'intégrer ces innovations dans le monde des soins, et particulièrement dans le traitement et la prise en charge des patients atteints de la maladie d'Alzheimer. Ces technologies, loin d'être de simples gadgets, peuvent apporter des changements significatifs, non seulement dans la vie des patients mais aussi dans celle des professionnels de santé et des proches.

1. Technologies d'assistance et de surveillance:
Des dispositifs comme les montres GPS peuvent aider à suivre les mouvements des patients, minimisant ainsi les risques d'égarement. De plus, des capteurs de mouvement et des caméras peuvent être installés dans les domiciles ou les établissements de soins pour surveiller les activités des patients, garantissant leur sécurité.

2. Communication améliorée:
Des applications spécifiques ont été conçues pour faciliter la communication entre les patients et leurs proches ou soignants. Ces outils visuels et auditifs peuvent aider à surmonter les obstacles langagiers ou cognitifs qui surgissent avec la progression de la maladie.

3. Réalité virtuelle:
La réalité virtuelle a montré des signes prometteurs en aidant les patients à revivre des souvenirs, à visiter des

lieux familiers ou à participer à des activités thérapeutiques, contribuant ainsi à leur bien-être émotionnel et cognitif.

4. Jeux et applications de stimulation cognitive:
De nombreux jeux interactifs ont été développés pour tablettes et ordinateurs, ciblant la mémoire, l'attention et d'autres fonctions cognitives. Ces jeux peuvent être à la fois divertissants et bénéfiques pour le maintien des capacités mentales.

5. Télémédecine et suivi à distance:
La télémédecine permet aux médecins et aux professionnels de santé de suivre les patients à distance, offrant ainsi un accès aux soins sans nécessiter de déplacements fréquents, ce qui peut être particulièrement utile pour les patients vivant dans des zones éloignées.

6. Robotique et intelligence artificielle:
Des robots équipés d'IA ont été introduits dans certains établissements pour aider à la prise en charge des patients, que ce soit pour la surveillance, l'interaction sociale ou même pour des tâches telles que la distribution des médicaments.

7. Bases de données et dossiers médicaux électroniques:
L'utilisation de dossiers médicaux électroniques permet une meilleure coordination entre les différents professionnels de santé, garantissant une prise en charge plus cohérente et efficiente.

L'intégration de la technologie dans la prise en charge des patients Alzheimer ouvre de nouvelles portes, à la fois en termes d'efficacité des soins et de qualité de vie pour les patients. Cependant, il est essentiel de veiller à ce que ces innovations soient utilisées judicieusement, en complémentarité avec les approches traditionnelles, et toujours dans l'intérêt supérieur du patient.

Outils de surveillance et de sécurité

Dans la prise en charge des patients atteints de la maladie d'Alzheimer, la sécurité est une préoccupation majeure. Avec la progression de la maladie, le patient peut être sujet à des comportements imprévisibles, une désorientation, voire des fugues. La technologie moderne offre un ensemble d'outils qui, bien employés, peuvent assurer une meilleure sécurité pour ces patients tout en préservant leur dignité.

1. Dispositifs de géolocalisation:
   Montres GPS: Ces montres, discrètes et faciles à porter, permettent de suivre en temps réel la position du patient. Elles peuvent aussi être programmées pour envoyer des alertes si le patient quitte une zone définie.

   Semelles GPS: Pour les patients qui pourraient retirer une montre, des semelles équipées de GPS peuvent être placées dans leurs chaussures.
2. Alarmes et capteurs de mouvement:
   Capteurs de porte: Ils émettent une alerte si une porte est ouverte, particulièrement utile pour prévenir des sorties nocturnes.

   Détecteurs de mouvement: Ils peuvent être utilisés pour surveiller des zones spécifiques, comme l'entrée d'une maison ou d'une pièce.
3. Caméras de surveillance:
   Placées stratégiquement, elles permettent aux soignants de surveiller à distance certaines pièces, garantissant ainsi la sécurité du patient tout en lui offrant une certaine autonomie.

   Des applications mobiles permettent souvent un suivi en temps réel.

4. Dispositifs de communication:

Interphones: Permettent une communication entre différentes pièces, idéal pour rassurer un patient ou intervenir rapidement.

Montres communicantes: Au-delà de la géolocalisation, certaines montres permettent une communication directe avec le porteur.

5. Systèmes d'alerte médicale:

Boutons d'urgence: Portés autour du cou ou au poignet, ces boutons, lorsqu'activés, envoient une alerte à une centrale ou à un proche.

6. Applications mobiles dédiées:

Il existe plusieurs applications spécialement conçues pour aider les soignants à surveiller les patients atteints d'Alzheimer, comprenant des fonctions comme le rappel de médicaments, la géolocalisation et la communication directe.

7. Blocage de médicaments et dispositifs de sécurité domestique:

Des boîtes à médicaments verrouillables préviennent les surdoses accidentelles.

Des protections pour plaques de cuisson ou d'autres appareils ménagers dangereux préviennent les accidents domestiques.

Tout en exploitant les avantages de ces outils de surveillance et de sécurité, il est essentiel de respecter l'intimité et la dignité du patient. L'utilisation de ces dispositifs doit être faite avec consentement et transparence, en veillant à ce que le patient et sa famille soient informés et à l'aise avec les mesures mises en place.

La technologie comme moyen de communication et d'engagement

L'évolution technologique a transformé notre manière de communiquer et d'interagir. Pour les patients atteints d'Alzheimer, ces innovations peuvent offrir de nouvelles voies de communication, mais aussi revitaliser leur engagement avec le monde qui les entoure, malgré les obstacles posés par la maladie.

1. Tablettes et applications spécifiques:
Les tablettes, grâce à leur interface intuitive, sont des outils précieux. Des applications dédiées permettent aux patients de participer à des jeux de mémoire, d'exprimer leurs émotions, ou simplement de communiquer avec leurs proches à travers des appels vidéo.

2. Réalité virtuelle et augmentée:
Ces technologies immersives peuvent être utilisées pour emmener les patients dans des environnements familiers, les aider à revivre des souvenirs ou même pour des thérapies de relaxation. Elles offrent une expérience multisensorielle qui peut être adaptée aux besoins spécifiques du patient.

3. Plateformes de musique et de vidéos:
La musique a le pouvoir de déclencher des souvenirs et des émotions. Grâce à des plateformes comme Spotify ou YouTube, il est possible de créer des playlists personnalisées qui rappellent au patient des moments précieux de sa vie.

4. Jeux vidéo adaptés:
Certains jeux vidéo ont été spécialement conçus pour les personnes atteintes de démence, stimulant leur cognition tout en leur offrant des moments ludiques.

5. Robots sociaux:
Des robots tels que Paro, le phoque interactif, ou Pepper, ont été conçus pour interagir socialement avec les patients, leur fournissant une source de compagnie et d'interaction.

6. Montres et bracelets communicants:
Au-delà de la simple surveillance, certains de ces dispositifs permettent une interaction bidirectionnelle, permettant au patient de transmettre un message ou d'exprimer un besoin.

7. Forums et communautés en ligne:
Pour les proches, ces espaces offrent une occasion de partager, d'apprendre et de trouver du soutien. Parfois, les patients eux-mêmes, surtout dans les premiers stades de la maladie, peuvent bénéficier de ces échanges.

La technologie, en brisant les barrières traditionnelles de communication, ouvre des avenues prometteuses pour l'engagement des patients Alzheimer. Cependant, il est essentiel d'adapter ces outils à la singularité de chaque patient et de les intégrer dans une approche holistique de soins. Toujours à l'avant-garde, il faudra également veiller à ce que ces innovations technologiques soient accessibles à tous, afin que chaque patient puisse bénéficier des avancées dans ce domaine.

Chapitre 15:
LA RECHERCHE ET SON IMPACT
SUR LA PRATIQUE INFIRMIÈRE

Les avancées actuelles
dans la recherche sur Alzheimer

La maladie d'Alzheimer, complexe et multifactorielle, est l'objet de recherches intenses à travers le monde. Ces dernières années, d'importantes avancées ont permis d'élucider certains mécanismes de la maladie et d'ouvrir de nouvelles voies thérapeutiques. Voici un aperçu des principales percées et tendances dans la recherche actuelle sur Alzheimer.

1. Identification des biomarqueurs:
Des progrès dans l'imagerie médicale et la biologie moléculaire ont permis l'identification de biomarqueurs spécifiques, tels que les protéines Tau et bêta-amyloïde, présentes en quantité anormale dans le cerveau des patients. Ces biomarqueurs offrent de nouveaux outils pour le diagnostic précoce et le suivi de la maladie.

2. Thérapies géniques:
Des mutations génétiques spécifiques sont associées à un risque accru de développer Alzheimer. La thérapie génique vise à corriger ou à remplacer ces gènes défectueux, offrant une approche novatrice pour le traitement.

3. Rôle du microbiote intestinal:
Des études récentes suggèrent un lien entre le microbiote intestinal et le développement d'Alzheimer. Les interactions entre certains types de bactéries intestinales et le cerveau pourraient jouer un rôle dans la pathogenèse de la maladie.

4. Vaccins et immunothérapies:

Il existe des initiatives pour développer des vaccins ciblant les protéines anormales associées à Alzheimer. L'immunothérapie vise à utiliser le système immunitaire du corps pour combattre ou prévenir la maladie.

5. Neuroplasticité et neurogenèse:

La recherche a mis en évidence le potentiel du cerveau à se régénérer et à créer de nouvelles connexions. Stimuler cette capacité pourrait être une voie prometteuse pour ralentir ou inverser les symptômes d'Alzheimer.

6. Rôle de l'inflammation:

L'inflammation chronique du cerveau est maintenant reconnue comme un facteur clé dans l'évolution de la maladie. Des médicaments anti-inflammatoires sont donc étudiés comme potentiels traitements.

7. Thérapies non médicamenteuses:

Au-delà des médicaments, l'impact de l'alimentation, de l'exercice physique et des interventions psychosociales est de plus en plus étudié pour leur potentiel à prévenir ou ralentir la progression de la maladie.

Même si la maladie d'Alzheimer demeure un défi majeur pour la recherche médicale, les avancées récentes apportent une lueur d'espoir. L'approche multidisciplinaire actuelle, combinant génétique, biologie, neurosciences, et même microbiologie, suggère que des solutions plus efficaces pour prévenir, diagnostiquer, et traiter Alzheimer pourraient bientôt voir le jour.

Comment la recherche influence la prise en charge clinique

La recherche médicale, en constante évolution, joue un rôle fondamental dans la façon dont les maladies sont comprises, diagnostiquées et traitées. Pour la maladie d'Alzheimer, les avancées dans la recherche ont directement influencé la prise en charge clinique. Voici une exploration de la symbiose entre la recherche et la clinique.

1. Diagnostic précoce:
Les progrès dans la recherche sur les biomarqueurs et l'imagerie médicale ont permis un diagnostic plus précoce et plus précis de la maladie d'Alzheimer. Cela signifie que les patients peuvent bénéficier d'un traitement et d'un soutien plus rapidement, ralentissant potentiellement la progression de la maladie.

2. Traitements ciblés:
La recherche approfondie sur les mécanismes moléculaires et génétiques de la maladie a conduit au développement de médicaments et d'approches thérapeutiques spécifiquement ciblés. Ces traitements, bien qu'encore en cours d'évaluation pour certains, promettent une efficacité accrue avec moins d'effets secondaires.

3. Approches personnalisées:
L'ère de la médecine personnalisée se profile. La compréhension des variabilités génétiques et des profils individuels peut orienter les cliniciens vers des traitements sur mesure, optimisant les résultats pour chaque patient.

4. Interventions non médicamenteuses:
La recherche sur les interventions non pharmacologiques, comme la stimulation cognitive ou la musicothérapie, a prouvé leur efficacité. De telles méthodes sont maintenant

intégrées de façon courante dans les plans de prise en charge, offrant une approche holistique du traitement.

5. Prévention et sensibilisation:
Les études épidémiologiques et les recherches sur les facteurs de risque ont contribué à une meilleure compréhension des mesures préventives. Les cliniciens sont désormais mieux équipés pour conseiller les patients et leurs familles sur les modifications du mode de vie qui peuvent réduire le risque de développer la maladie.

6. Collaboration interdisciplinaire:
La complexité d'Alzheimer nécessite une approche interdisciplinaire. La recherche a souligné l'importance de la collaboration entre neurologues, psychologues, kinésithérapeutes, ergothérapeutes et d'autres spécialistes pour une prise en charge globale.

7. Formation et éducation des professionnels:
Les découvertes en recherche sont intégrées dans les programmes de formation pour les professionnels de santé, garantissant que la prise en charge des patients soit à la pointe des connaissances actuelles.

La recherche sur la maladie d'Alzheimer est un moteur essentiel pour améliorer continuellement la prise en charge clinique. Chaque nouvelle découverte, qu'elle concerne la biologie fondamentale ou les interventions thérapeutiques, enrichit la palette d'outils dont disposent les cliniciens pour offrir le meilleur soin possible aux patients. En retour, les observations cliniques inspirent souvent de nouvelles voies de recherche, créant ainsi un cercle vertueux d'innovation et de progrès.

S'impliquer en tant qu'infirmier dans la recherche clinique

L'infirmier joue un rôle essentiel dans le domaine médical, non seulement en matière de soins directs aux patients, mais aussi en tant que maillon crucial dans le processus de recherche clinique. Sa connaissance pratique des soins aux patients et sa proximité avec eux le positionnent idéalement pour influencer et conduire la recherche. Voici une exploration de l'implication de l'infirmier dans la recherche clinique.

1. Rôle de l'infirmier en recherche:
L'infirmier peut jouer plusieurs rôles dans la recherche, notamment en tant que collecteur de données, coordinateur d'études cliniques ou même en tant que chercheur principal, élaborant et conduisant des études.

2. Formation et compétences nécessaires:
L'implication en recherche clinique nécessite souvent une formation supplémentaire. Des cours sur la méthodologie de recherche, la bioéthique et les statistiques peuvent être particulièrement utiles. Certains infirmiers poursuivent un master ou un doctorat pour approfondir leurs compétences en recherche.

3. Élaboration de questions de recherche pertinentes:
Grâce à leur expérience clinique quotidienne, les infirmiers sont bien placés pour identifier des lacunes dans les connaissances ou les pratiques actuelles. Formuler ces questions peut être le premier pas vers une étude clinique.

4. Recueil de données:
L'infirmier est souvent en première ligne pour recueillir des données, qu'il s'agisse d'observations cliniques, de prélèvements ou d'entretiens avec les patients. Cette

proximité avec le terrain est essentielle pour obtenir des données fiables et pertinentes.

5. Éthique et consentement:
L'infirmier joue un rôle central dans l'obtention du consentement éclairé des patients participant à une étude. Il s'assure que le patient comprend la recherche, ses risques, et ses avantages potentiels.

6. Collaboration interdisciplinaire:
S'impliquer dans la recherche signifie souvent travailler en étroite collaboration avec des médecins, des pharmaciens, des statisticiens et d'autres professionnels de la santé.

7. Diffusion des résultats:
Les infirmiers impliqués dans la recherche peuvent également participer à la rédaction d'articles, à la présentation de leurs travaux lors de conférences ou à des ateliers de formation pour leurs pairs.

8. Impact sur la pratique clinique:
En fin de compte, l'objectif de la recherche clinique est d'améliorer les soins aux patients. L'infirmier, en traduisant les résultats de la recherche en pratiques cliniques, joue un rôle déterminant dans l'amélioration continue des soins.

L'implication des infirmiers dans la recherche clinique enrichit le domaine des soins de santé. Leur perspective unique, combinée à une formation approfondie, peut conduire à des découvertes qui influencent directement la qualité des soins et le bien-être des patients. Chaque infirmier, qu'il soit novice ou expérimenté, a le potentiel de contribuer de manière significative à la recherche et, en fin de compte, à la santé et à la qualité de vie des patients qu'il sert.

Chapitre 16:
FORMATION CONTINUE
ET SPÉCIALISATION

Les parcours de formation post-basique pour infirmiers

Après avoir obtenu le diplôme d'infirmier, de nombreuses opportunités de formation post-basique s'offrent aux professionnels souhaitant se spécialiser, approfondir certaines compétences ou évoluer dans leur carrière. Voici un aperçu des parcours de formation post-basique pour infirmiers.

1. Formations spécialisées:
Plusieurs spécialités s'offrent aux infirmiers pour acquérir une expertise dans un domaine spécifique.

- **Infirmier anesthésiste (IADE):** Cette formation permet à l'infirmier de se spécialiser dans l'anesthésie, la réanimation, et les urgences médicales.
- **Infirmier de bloc opératoire (IBODE):** Une spécialisation dans le domaine chirurgical, axée sur l'assistance du chirurgien et la prise en charge du patient en salle d'opération.
- **Infirmier en puériculture:** Centré sur les soins aux enfants, allant du nouveau-né à l'adolescent.
- **Infirmier en santé au travail:** Cette spécialité forme les infirmiers à la prévention des risques professionnels et à la promotion de la santé au travail.

2. Master en sciences infirmières:

C'est une formation académique qui offre aux infirmiers des compétences en recherche, gestion de projet, et leadership dans le domaine de la santé.

3. Gestion et leadership:

Des formations sont proposées pour ceux souhaitant évoluer vers des postes de cadre infirmier, de directeur de soins ou de responsable d'équipe.

4. Formations continues courtes:

Ces formations ont pour objectif de renforcer les compétences spécifiques, comme la prise en charge de la douleur, les soins palliatifs, la plaie et cicatrisation, la gérontologie, etc.

5. Formations en psychothérapie:

Pour les infirmiers souhaitant se spécialiser en santé mentale, des formations en psychothérapie, en counseling ou en techniques spécifiques (comme la thérapie cognitivo-comportementale) peuvent être pertinentes.

6. Diplômes universitaires (DU) et diplômes interuniversitaires (DIU):

Les universités offrent de nombreux DU et DIU dans divers domaines comme l'oncologie, la diabétologie, la santé publique, l'éthique médicale, etc.

7. Formations à l'étranger:

L'infirmier peut aussi opter pour une formation post-basique à l'étranger pour acquérir de nouvelles compétences ou pour une approche différente des soins infirmiers.

Le monde de la santé est en perpétuelle évolution, et la formation continue est un élément clé pour rester à jour et fournir les meilleurs soins possibles. Les parcours de formation post-basique offrent aux infirmiers la possibilité de se spécialiser, d'évoluer dans leur carrière et de répondre aux besoins changeants de la population.

La valeur de la certification en gériatrie et démence

La gériatrie, science dédiée à la prise en charge médicale des personnes âgées, et la démence, trouble neurocognitif aux multiples facettes, sont des domaines d'une importance cruciale dans le contexte actuel de vieillissement de la population. La certification en gériatrie et démence revêt donc une valeur considérable, tant pour le professionnel de santé que pour la société dans son ensemble. Voici un aperçu de cette valeur.

1. Reconnaissance professionnelle:
Obtenir une certification témoigne d'une expertise spécifique. Elle peut distinguer un professionnel dans un environnement concurrentiel et ouvrir la porte à des opportunités d'emploi spécialisées.

2. Mise à jour des compétences:
La démence et la gériatrie sont des domaines en constante évolution. Une certification garantit que le professionnel est à jour avec les dernières pratiques, traitements et recherches.

3. Assurance de qualité:
Pour les patients, leurs familles et les employeurs, une certification est une garantie que l'infirmier ou le médecin possède une formation et des compétences spécialisées, assurant une meilleure qualité des soins.

4. Réponse aux besoins spécifiques:
Les personnes âgées et celles atteintes de démence présentent des besoins uniques. Une formation spécialisée permet une approche holistique, en tenant compte des aspects médicaux, sociaux et émotionnels.

5. Amélioration des résultats pour les patients:
Les professionnels certifiés sont souvent plus efficaces dans la prévention des complications courantes chez les personnes âgées et peuvent offrir des stratégies d'intervention plus adaptées pour les personnes atteintes de démence.

6. Développement de la collaboration interprofessionnelle:
Les professionnels certifiés en gériatrie et démence sont souvent considérés comme des ressources au sein de leur établissement. Ils peuvent faciliter le travail en équipe, assurer des formations et contribuer à l'élaboration de politiques de soins.

7. Épanouissement professionnel:
La spécialisation peut apporter une grande satisfaction professionnelle. Confrontés à des défis complexes, les soignants certifiés trouvent souvent un sens profond à leur travail, en aidant une population vulnérable.

8. Positionnement pour le leadership:
Avec une certification, les professionnels de santé peuvent se positionner comme des leaders dans leur domaine, influencer les décisions, la politique et la recherche.

Dans une société où la prévalence des maladies liées à l'âge, notamment la démence, est en augmentation, la certification en gériatrie et démence est plus pertinente que jamais. Elle représente non seulement une avancée pour le professionnel individuel, mais renforce aussi la capacité globale du système de santé à répondre aux besoins d'une population vieillissante avec compétence, compassion et efficacité.

Rester à jour avec les dernières pratiques et recommandations

Dans le domaine médical et de la santé, l'importance de se tenir informé des dernières recherches, pratiques et recommandations ne saurait être sous-estimée. La médecine évolue constamment, avec des avancées technologiques, des découvertes scientifiques et de nouveaux protocoles. Voici quelques méthodes et raisons pour rester à jour.

1. Pourquoi c'est essentiel:
   - **Qualité des soins**: Offrir les meilleurs soins possibles implique de connaître et d'appliquer les méthodes les plus récentes et les plus efficaces.
   - **Sécurité du patient**: Se tenir au courant des dernières recommandations peut prévenir des erreurs médicales et des complications.
   - **Évolution de la profession**: Avec l'émergence de nouvelles maladies et conditions, ainsi que de nouveaux traitements, la profession médicale est en constante mutation.
   - **Reconnaissance professionnelle**: Les professionnels qui sont à jour dans leur domaine sont plus respectés par leurs pairs et ont généralement plus d'opportunités professionnelles.
2. Comment rester à jour:
   - **Lectures de revues scientifiques**: Les revues médicales peer-reviewed sont des sources fiables pour les dernières recherches et recommandations.
   - **Congrès et séminaires**: Ces rassemblements offrent des conférences sur les dernières avancées et sont

une opportunité de réseautage avec des experts du domaine.

Formations continues: Beaucoup d'organismes et d'associations professionnelles offrent des formations continues pour aider les professionnels à renforcer et à actualiser leurs compétences.

Groupes de discussion et forums spécialisés: Les forums médicaux en ligne et les groupes de discussion peuvent être d'excellentes plateformes pour échanger des informations et des expériences.

Réseaux professionnels: Interagir régulièrement avec des collègues et des experts peut offrir des perspectives nouvelles et des mises à jour sur les pratiques courantes.

Applications et plateformes digitales: De nombreuses applications médicales fournissent des mises à jour régulières sur les directives, les médicaments et les protocoles.

Livres et manuels: Bien que la littérature puisse rapidement devenir obsolète dans certaines spécialités, elle reste une ressource précieuse pour approfondir les connaissances.

3. Surmonter les obstacles:

Manque de temps: Il est crucial de se ménager du temps régulièrement pour se consacrer à la mise à jour professionnelle, même si cela signifie sacrifier d'autres activités.

Surcharge d'information: Étant donné le volume d'informations disponibles, il est essentiel de développer une stratégie pour filtrer ce qui est le plus pertinent et fiable.

Coûts: Assister à des conférences ou acheter des abonnements peut être coûteux, mais considérez cela comme un investissement dans votre carrière. De nombreuses associations offrent des tarifs réduits ou des subventions pour la formation continue.

Rester à jour avec les dernières pratiques et recommandations n'est pas seulement une obligation professionnelle, mais un devoir envers les patients. Dans un monde en constante évolution, se tenir informé assure que le niveau de soins dispensé est le meilleur possible, bénéficiant à la fois au professionnel de santé et à ceux qu'il sert.

Chapitre 17:
LA PHARMACOLOGIE ET ALZHEIMER

Médicaments couramment prescrits et leur mode d'action

La maladie d'Alzheimer est un trouble neurodégénératif pour lequel il n'existe actuellement pas de remède. Toutefois, certains médicaments ont été développés pour traiter les symptômes cognitifs et comportementaux associés à cette maladie. Bien que ces médicaments ne puissent pas stopper la progression de la maladie, ils peuvent aider à améliorer la qualité de vie des patients et ralentir la détérioration de certaines fonctions cognitives.

1. Inhibiteurs de la cholinestérase:
  Donepezil (Aricept): Utilisé pour traiter les symptômes légers à modérés de la maladie d'Alzheimer. Il fonctionne en augmentant les niveaux d'un neurotransmetteur appelé acétylcholine, qui est réduit chez les personnes atteintes d'Alzheimer.
  Rivastigmine (Exelon): Également utilisé pour traiter les symptômes légers à modérés. Il fonctionne de la même manière que le Donepezil.
  Galantamine (Reminyl): Ce médicament est prescrit pour les formes légères à modérées de la maladie. Il fonctionne également en augmentant les niveaux d'acétylcholine dans le cerveau.
2. Antagoniste des récepteurs de la NMDA:
  Memantine (Ebixa, Namenda): Il s'agit d'un traitement pour les symptômes modérés à sévères de la maladie d'Alzheimer. Au lieu de cibler l'acétylcholine, il travaille en régulant l'activité du glutamate, un autre neurotransmetteur. Lorsqu'il est

produit en excès, le glutamate peut conduire à la mort des cellules cérébrales.

3. Médicaments pour traiter les symptômes non cognitifs:

Antipsychotiques: Ils peuvent être utilisés pour traiter les symptômes tels que l'agression, l'agitation ou les hallucinations. Des exemples incluent la rispéridone (Risperdal), l'olanzapine (Zyprexa) et la quetiapine (Seroquel). Cependant, ces médicaments peuvent présenter des effets secondaires significatifs, en particulier chez les personnes âgées.

Antidépresseurs: Ils peuvent être prescrits pour traiter les symptômes dépressifs souvent associés à la maladie d'Alzheimer. Des exemples incluent la sertraline (Zoloft) ou le citalopram (Celexa).

Anxiolytiques: Utilisés pour traiter l'anxiété, des médicaments comme le lorazépam (Ativan) et le diazépam (Valium) peuvent être prescrits, bien qu'ils soient utilisés avec prudence en raison des risques d'effets secondaires.

Il est crucial de noter que la réaction à ces médicaments peut varier d'un patient à l'autre. De plus, tous ces médicaments peuvent présenter des effets secondaires, certains pouvant être graves. C'est pourquoi une surveillance médicale régulière est essentielle lors de la prise de ces médicaments. Les décisions concernant les médicaments doivent être prises en consultation avec un médecin spécialisé dans le traitement de la démence ou de la maladie d'Alzheimer.

Gestion des effets secondaires

La prise en charge des patients atteints de la maladie d'Alzheimer ne se limite pas à la gestion des symptômes cognitifs. Souvent, les médicaments prescrits peuvent entraîner des effets secondaires. Pour l'infirmier, il est essentiel d'être conscient de ces effets, de les reconnaître rapidement, et d'intervenir en conséquence, tout en éduquant la famille et le patient lui-même.

1. Identification des effets secondaires:
Avant toute chose, il est essentiel d'être informé des effets secondaires courants associés à chaque médicament. Ceux-ci peuvent varier de légères nausées à des réactions plus graves.

2. Surveillance régulière:
- **Observation clinique**: Surveillez les changements de comportement, l'état de conscience, la mobilité, la nutrition, la déglutition et autres fonctions vitales.
- **Interrogatoire**: Demandez régulièrement aux patients comment ils se sentent, même si la communication peut être limitée.

3. Gestion proactive:
- **Nausées et vomissements**: Ces symptômes peuvent être courants, en particulier avec les inhibiteurs de la cholinestérase. Prendre le médicament avec de la nourriture peut aider. Si le problème persiste, il peut être nécessaire de revoir le dosage ou de changer de médicament.
- **Diarrhée ou constipation**: Une alimentation équilibrée, riche en fibres, avec une hydratation adéquate, peut aider à prévenir ces symptômes. Les laxatifs doux peuvent être envisagés si nécessaire.
- **Fatigue ou faiblesse**: Ajuster l'heure de prise du médicament, comme le prendre le soir, peut être bénéfique.

4. Gestion des effets secondaires neuropsychiatriques:
Certains médicaments, en particulier les antipsychotiques, peuvent entraîner des symptômes tels que l'agitation, l'insomnie ou même des hallucinations. Dans ces cas, une

réévaluation du besoin du médicament est essentielle. Parfois, un ajustement de la dose ou un changement de médicament peut être nécessaire.

5. Éducation des familles:
Les familles doivent être informées des effets secondaires potentiels, de la manière de les reconnaître et de ce qu'il faut faire si elles les remarquent. La communication ouverte est essentielle.

6. Collaboration avec l'équipe médicale:
Travailler en étroite collaboration avec le médecin, le pharmacien et d'autres membres de l'équipe médicale. Ils peuvent fournir des conseils, ajuster les dosages ou recommander des alternatives.

7. Considérations éthiques:
Il est essentiel de toujours mettre les intérêts du patient en premier. Si un médicament cause plus de tort que de bien, son utilité doit être réévaluée.

La gestion des effets secondaires exige de la vigilance, de la patience et une communication efficace. L'infirmier, en tant que pilier central des soins aux patients, joue un rôle crucial pour garantir que les médicaments améliorent la qualité de vie sans causer de préjudice supplémentaire.

Nouvelles pistes et traitements expérimentaux

Le monde médical est en constante évolution, et la maladie d'Alzheimer ne fait pas exception à cette règle. Les chercheurs du monde entier travaillent d'arrache-pied pour découvrir de nouveaux traitements, et certains de ces développements expérimentaux offrent une lueur d'espoir pour l'avenir. Pour un professionnel de santé, il est essentiel de rester informé et d'être ouvert à l'intégration de nouvelles méthodes ou médicaments dans le plan de soins.

1. Thérapies géniques:
L'idée est d'utiliser des vecteurs pour introduire ou moduler l'expression de gènes spécifiques qui pourraient jouer un rôle dans la progression de la maladie. Bien que cela reste encore à ses balbutiements, les avancées de la thérapie génique pourraient ouvrir de nouvelles portes dans la lutte contre Alzheimer.

2. Immunothérapies:
Ces traitements ont pour but de stimuler le système immunitaire pour qu'il cible les protéines bêta-amyloïdes, considérées comme étant à l'origine des plaques caractéristiques de la maladie. Les anticorps monoclonaux sont à l'avant-garde de cette recherche.

3. Traitement à base de peptides:
Certains chercheurs travaillent sur des peptides conçus pour inhiber la formation de plaques bêta-amyloïdes ou pour encourager leur dégradation.

4. Stimulation électromagnétique:
L'idée est d'utiliser des champs électromagnétiques pour stimuler certaines parties du cerveau, dans l'espoir d'améliorer les fonctions cognitives et de ralentir la progression de la maladie.

5. Approche multimodale:
Au lieu de cibler un seul aspect de la maladie, cette méthode combine plusieurs interventions pour aborder différents mécanismes impliqués dans la maladie d'Alzheimer.

6. Modulation du microbiome:
La recherche a montré une connexion entre la santé intestinale et le cerveau, amenant les scientifiques à explorer comment la modification du microbiome intestinal pourrait influencer la maladie d'Alzheimer.

7. Thérapies à base de cellules souches:
En utilisant des cellules souches pour remplacer les neurones endommagés ou mourants, il pourrait être possible de restaurer une certaine fonction cognitive.

8. Médicaments repurposés:
Des médicaments initialement développés pour d'autres affections sont en cours d'étude pour leur potentiel à traiter Alzheimer. Par exemple, certains antidiabétiques sont examinés pour leurs effets neuroprotecteurs.

Il est crucial de comprendre que bon nombre de ces traitements en sont encore au stade expérimental, et il faudra du temps avant qu'ils ne deviennent couramment utilisés, s'ils le deviennent un jour. Néanmoins, ils incarnent l'innovation et la détermination de la communauté scientifique à chercher des réponses à l'une des questions les plus urgentes de la médecine moderne. Pour les infirmiers, rester informés sur ces avancées permet non seulement d'améliorer les soins, mais aussi d'apporter espoir et encouragement aux patients et à leurs familles.

Chapitre 18:
LA SPIRITUALITÉ ET LES SOINS

L'importance de la spiritualité chez les patients Alzheimer

La spiritualité est souvent un aspect essentiel de la vie humaine qui influence notre compréhension de nous-mêmes, de notre place dans l'univers et de notre relation avec les autres. Pour les personnes atteintes de la maladie d'Alzheimer, la spiritualité peut jouer un rôle fondamental dans leur bien-être général, leur qualité de vie et leur capacité à faire face à leur condition.

1. Ancrage et identité:
Malgré les pertes cognitives et les changements de personnalité qui peuvent survenir avec la maladie d'Alzheimer, la spiritualité demeure souvent une partie intacte de l'identité d'un individu. Les rituels, les prières ou les chants familiers peuvent rappeler à une personne qui elle est et d'où elle vient, fournissant ainsi un sentiment de continuité et de raccordement à son passé.

2. Confort et paix:
La spiritualité peut offrir un réconfort immense, particulièrement dans les moments de confusion ou de détresse. Les rituels spirituels, la prière ou la méditation peuvent apporter un sentiment de paix, d'ordre et de sérénité face aux défis de la maladie.

3. Renforcement des liens communautaires:
La participation à des activités spirituelles ou religieuses peut aider les patients à maintenir des liens sociaux, que ce soit au sein d'une congrégation, d'un groupe de prière

ou d'autres groupes communautaires. Ces connexions peuvent atténuer les sentiments d'isolement et renforcer le sentiment d'appartenance.

4. Expression émotionnelle:

La spiritualité offre souvent un espace où les émotions, même celles qui sont difficiles à exprimer, peuvent être reconnues et validées. Des sentiments comme le chagrin, la frustration, la colère ou l'espoir peuvent être canalisés à travers la prière, la méditation ou d'autres pratiques spirituelles.

5. Perspective sur la maladie:

Certaines traditions spirituelles ou religieuses peuvent offrir une perspective sur la souffrance, la maladie ou le déclin, aidant les individus et leurs familles à trouver un sens ou un but dans leur expérience.

6. Soutien aux soignants:

La spiritualité ne soutient pas seulement le patient, mais aussi sa famille et ses soignants. Elle peut offrir des ressources pour gérer le stress, la tristesse et le burnout, et peut être un élément crucial du processus de deuil.

7. Préparation à la fin de vie:

La spiritualité peut aider à aborder des questions liées à la mort, à l'après-vie ou à d'autres préoccupations existentielles. Elle peut guider les individus et leurs familles à travers les étapes de la fin de vie, offrant un cadre pour comprendre et accepter la mort.

Pour les infirmiers travaillant avec des patients Alzheimer, reconnaître et respecter la spiritualité de chaque individu est essentiel. Cela implique d'écouter activement, de poser des questions sur les besoins et les préférences spirituels, et d'intégrer ces éléments dans le plan de soins. En donnant de la place à la spiritualité, on peut enrichir l'expérience du patient et soutenir une qualité de vie plus profonde, même au milieu des défis de la maladie d'Alzheimer.

Intégrer des soins spirituels dans la pratique

Intégrer la dimension spirituelle dans les soins infirmiers, particulièrement pour les patients atteints de la maladie d'Alzheimer, revient à embrasser la totalité de l'expérience humaine. La spiritualité, qu'elle soit liée à une tradition religieuse ou qu'elle prenne une forme plus universelle, touche au cœur de ce que signifie être humain. Pour beaucoup, elle est la source de force, de réconfort et de sens, en particulier face à des défis comme la maladie.

1. Évaluation spirituelle:
L'une des premières étapes pour intégrer les soins spirituels est de mener une évaluation spirituelle. Cela peut impliquer de poser des questions sur les croyances, les pratiques, les rituels et les besoins spirituels du patient. Une telle évaluation permet d'adapter les soins en fonction des besoins spirituels du patient.

2. Création d'un espace sacré:
Même dans un environnement médicalisé, la création d'un petit espace dédié à la prière, à la méditation ou à d'autres pratiques spirituelles peut être bénéfique. Cela peut être aussi simple qu'un coin de chambre avec quelques objets spirituels, comme une image sacrée, un chapelet ou une bougie.

3. Encourager la pratique spirituelle:
Si le patient a une pratique régulière, comme la prière ou la méditation, il est important de la soutenir et de lui permettre d'y accéder. Cela peut impliquer la mise en place

d'un horaire de prière ou la facilitation de l'accès à des ressources, comme des textes sacrés.

4. Collaboration avec des aumôniers ou des guides spirituels:
Un partenariat avec le service d'aumônerie de l'hôpital ou avec des guides spirituels extérieurs peut aider à répondre aux besoins spirituels complexes des patients. Ces professionnels peuvent offrir du soutien, des rituels et des cérémonies adaptés à la situation du patient.

5. Écoute active et empathique:
L'écoute est l'un des outils les plus puissants dans le cadre des soins spirituels. Souvent, les patients ont besoin de parler de leurs craintes, de leurs espoirs et de leurs croyances. Une écoute empathique et non-jugementale peut offrir un grand réconfort.

6. Formation continue:
Il est essentiel pour les infirmiers de se former régulièrement sur les différentes traditions spirituelles et religieuses, afin d'approcher les patients avec respect et compréhension.

7. Auto-soins et introspection:
Les infirmiers eux-mêmes peuvent bénéficier de l'intégration de la spiritualité dans leur propre vie. Se connecter à sa propre spiritualité peut aider à gérer le stress, à éviter le burnout et à fournir des soins plus empathiques.

La prise en compte des besoins spirituels est une facette essentielle des soins holistiques. Pour les patients atteints d'Alzheimer, dont l'identité et la mémoire peuvent être en déclin, les rituels et les croyances spirituelles peuvent offrir une ancre, un sentiment de continuité et de connexion. En tant qu'infirmiers, notre rôle est de reconnaître, d'honorer et de soutenir cette dimension de l'expérience humaine, enrichissant ainsi notre pratique et la vie de nos patients.

Respect des croyances et des coutumes

Les patients atteints de la maladie d'Alzheimer, bien que confrontés à des défis cognitifs, conservent une identité profonde ancrée dans leurs expériences de vie, leurs valeurs et leurs croyances. Les infirmiers ont la responsabilité non seulement de prodiguer des soins médicaux, mais aussi de reconnaître et de respecter les croyances et les coutumes qui forment le tissu de la vie d'un patient. Voici comment une telle sensibilité enrichit la prise en charge clinique.

1. Importance des croyances et des coutumes:
La spiritualité et les coutumes culturelles offrent un sens, une structure et une continuité à de nombreuses personnes. Ces éléments jouent souvent un rôle clé dans leur compréhension de la santé, de la maladie et de la guérison. Reconnaître leur importance est primordial pour une prise en charge globale et respectueuse.

2. Évaluation initiale des croyances et des coutumes:
Dès l'admission du patient, il est crucial de recueillir des informations sur ses croyances et pratiques religieuses ou culturelles. Cela permet de s'assurer que les soins sont alignés sur ces aspects essentiels de leur identité.

3. Inclusion dans le plan de soins:
Une fois que les croyances et les coutumes sont identifiées, elles doivent être intégrées dans le plan de soins. Cela peut impliquer la mise en place d'un régime alimentaire particulier, la prise en compte de jours sacrés ou la mise à disposition d'un espace pour la prière.

4. Collaboration avec les familles:
Les familles jouent un rôle central dans le maintien et la transmission des croyances et des coutumes. En établissant un dialogue ouvert avec elles, les infirmiers peuvent mieux comprendre et répondre aux besoins spécifiques du patient.

5. Flexibilité et adaptation:
Il est essentiel d'approcher les soins avec une attitude flexible, prête à s'adapter aux besoins culturels et spirituels du patient. Cela pourrait signifier de décaler l'heure des médicaments pendant le Ramadan ou de permettre des rituels de guérison traditionnels en conjonction avec les traitements médicaux.

6. Éducation et formation:
Il est crucial que les infirmiers reçoivent une formation continue sur le respect des diverses croyances et coutumes. La compréhension et le respect de la diversité culturelle et religieuse renforcent la confiance et améliorent la qualité des soins.

7. Réflexion personnelle:
Les infirmiers doivent également être conscients de leurs propres croyances et préjugés. Une introspection régulière et un engagement envers le développement professionnel peuvent aider à offrir des soins sans jugement.

Le respect des croyances et des coutumes n'est pas un simple ajout aux soins infirmiers, c'est une dimension fondamentale. Les patients, dans toute leur diversité, méritent une prise en charge qui reconnaît et honore leur individualité. En mettant l'accent sur le respect et la compréhension, les infirmiers peuvent renforcer le lien de confiance avec leurs patients et leurs familles, offrant ainsi des soins véritablement holistiques et centrés sur la personne.

Chapitre 19:
LA DIVERSITÉ CULTURELLE
EN UNITÉ ALZHEIMER

Comprendre l'influence culturelle sur la perception de la maladie

La culture façonne profondément la manière dont nous percevons le monde qui nous entoure, y compris notre compréhension et notre expérience de la santé et de la maladie. Pour un infirmier œuvrant dans une unité Alzheimer, appréhender ces nuances culturelles est essentiel pour offrir des soins individualisés et empathiques.

1. Les croyances culturelles et la maladie d'Alzheimer:
Chaque culture possède ses propres croyances sur l'origine et la cause des maladies. Dans certaines cultures, la démence pourrait être vue comme une conséquence naturelle du vieillissement, tandis que dans d'autres, elle pourrait être interprétée comme une malédiction ou le résultat d'actions passées. Ces croyances influencent profondément la manière dont les individus et leurs familles perçoivent et réagissent à un diagnostic.

2. Le rôle des soignants dans différentes cultures:
Dans certaines traditions, il est attendu que la famille assume une grande partie des responsabilités de soins. Cette attente peut être en contraste avec d'autres cultures où le recours à des soins extérieurs est la norme. Comprendre ces dynamiques aide l'infirmier à naviguer dans les interactions avec les familles et à soutenir leurs décisions.

133

3. La communication et la stigmatisation:
La maladie d'Alzheimer et d'autres formes de démence peuvent être stigmatisées dans certaines cultures, conduisant les familles à éviter d'en parler ou à cacher le diagnostic. Cette stigmatisation peut influencer la rapidité avec laquelle les soins sont recherchés et la manière dont le patient est intégré dans sa communauté.

4. Les rituels, les routines et les coutumes:
Les rituels quotidiens, les routines de prière ou d'autres coutumes culturelles peuvent avoir une profonde influence sur le bien-être des patients. Respecter et intégrer ces pratiques dans le plan de soins peut aider à apaiser et à orienter les patients, tout en préservant un sentiment d'identité.

5. Approches alternatives et complémentaires:
Certaines cultures peuvent privilégier des remèdes traditionnels ou des approches holistiques pour gérer les symptômes de la maladie. Bien que ces méthodes ne remplacent pas les traitements médicaux, elles peuvent offrir un confort et une familiarité aux patients.

6. Importance de la formation culturelle:
Les soignants doivent être formés à la compétence culturelle, une approche qui valorise la diversité, encourage la réflexion personnelle et promeut l'apprentissage continu sur les différentes perspectives culturelles.

La culture, dans toute sa richesse et sa complexité, joue un rôle central dans la manière dont nous comprenons et abordons la maladie d'Alzheimer. En approchant chaque patient et sa famille avec une ouverture d'esprit, en posant des questions et en cherchant à comprendre, les infirmiers peuvent transcender les barrières culturelles et fournir des soins véritablement personnalisés et bienveillants.

Adapter les soins
selon les backgrounds culturels

La prise en charge de la maladie d'Alzheimer se manifeste non seulement à travers l'expertise médicale, mais aussi par la sensibilité avec laquelle un professionnel de santé aborde et interagit avec le patient. Cela devient encore plus pertinent lorsqu'on prend en compte le riche tissu de diversités culturelles qui composent notre société. Adapter les soins en fonction du background culturel est une démarche qui reconnaît et respecte cette diversité, assurant que chaque patient est traité avec dignité et compréhension.

1. Écouter pour comprendre:
Plutôt que d'appliquer une approche uniforme, il est crucial d'écouter activement les patients et leurs familles pour comprendre leurs valeurs, leurs croyances et leurs attentes. Cette écoute active sert de guide pour personnaliser le plan de soins.

2. La reconnaissance des coutumes et des rituels:
Que ce soit un rituel quotidien, une routine de prière, ou des repas traditionnels, ces coutumes peuvent avoir une profonde signification pour le patient. Intégrer ces rituels dans les soins quotidiens peut offrir un sentiment de normalité et de confort.

3. Collaboration avec la famille:
La famille joue souvent un rôle central dans la prise en charge du patient, en particulier dans les cultures où le soin des aînés est fortement valorisé. Collaborer étroitement avec la famille, tout en respectant leurs souhaits et leurs préférences, peut renforcer la qualité des soins.

4. Respect des croyances médicales traditionnelles:
Certaines cultures peuvent privilégier des remèdes traditionnels ou des approches alternatives. Bien que ces méthodes doivent être évaluées en termes de sécurité et d'efficacité, montrer un respect et une ouverture à ces pratiques renforce la confiance entre le soignant et le patient.

5. Les barrières linguistiques:
La langue peut être une barrière majeure dans la prestation des soins. Faire appel à des interprètes ou utiliser des outils technologiques pour faciliter la communication peut améliorer considérablement la qualité des soins et éviter les malentendus.

6. Formation à la compétence culturelle:
Il est impératif que les infirmiers reçoivent une formation continue sur la compétence culturelle, les aidant à comprendre les nuances spécifiques à chaque culture et à adapter leurs soins en conséquence.

7. Sensibilité aux tabous culturels:
Certaines cultures peuvent avoir des tabous spécifiques liés au contact physique, à la modestie ou à d'autres aspects des soins. Être conscient et respectueux de ces sensibilités peut éviter d'offenser le patient ou sa famille.

Adapter les soins en fonction des backgrounds culturels n'est pas simplement une question de politesse ou de convenance. C'est une démarche profondément ancrée dans le respect de la dignité humaine, reconnaissant que chaque individu est le porteur d'une histoire, d'une culture et d'une identité qui méritent d'être honorées. En mettant l'accent sur l'individualité et la personnalisation, les soignants peuvent offrir une prise en charge véritablement holistique, où le patient est toujours au cœur de la démarche de soins.

Communiquer efficacement
à travers les barrières linguistiques

Dans le paysage médical contemporain, les professionnels de la santé se retrouvent fréquemment face à des défis de communication, exacerbés par des barrières linguistiques. La maladie d'Alzheimer, avec son emprise sur la mémoire et la cognition, amplifie encore davantage ces défis. Pour un infirmier en unité Alzheimer, savoir naviguer avec habileté à travers ces barrières linguistiques est essentiel pour garantir une prise en charge efficace et empathique.

1. L'importance de la communication non verbale:
Lorsque les mots échouent ou ne peuvent être compris, le langage corporel prend le relais. Un sourire rassurant, un toucher doux ou un simple geste d'écoute peuvent transmettre un message de compréhension et de soutien. Ces nuances non verbales peuvent souvent servir de pont entre l'infirmier et le patient lorsque la langue pose un obstacle.

2. Utilisation d'interprètes professionnels:
Les services d'interprétation, qu'ils soient en personne, par téléphone ou via des applications, peuvent être d'une aide inestimable. Un interprète professionnel n'est pas simplement un traducteur de mots, mais aussi un traducteur de contexte culturel, garantissant que les nuances et subtilités sont préservées.

3. Outils technologiques:
Il existe aujourd'hui une panoplie d'applications et d'outils qui peuvent faciliter la traduction en temps réel. Bien que ces outils ne remplacent pas totalement un interprète humain, ils peuvent être d'une grande aide lors d'interactions rapides ou en l'absence d'interprètes disponibles.

4. Pictogrammes et images:
Des images ou des pictogrammes peuvent être utilisés pour illustrer des actions, des besoins ou des sentiments. Ces outils visuels peuvent combler le fossé linguistique, en particulier dans des situations où il est crucial de comprendre les besoins immédiats du patient.

5. Formation et sensibilisation:
Pour les infirmiers, suivre des formations sur les techniques de communication interculturelle et les stratégies pour surmonter les barrières linguistiques est capital. Cette formation les prépare à être plus compétents et confiants dans leurs interactions avec les patients de divers horizons linguistiques.

6. Encouragement de l'apprentissage linguistique:
Favoriser un environnement où les infirmiers sont encouragés à apprendre des phrases clés dans plusieurs langues peut renforcer la communication. Même une simple salutation ou un mot de remerciement dans la langue maternelle du patient peut créer un sentiment d'appartenance et de respect.

7. Documentation adaptée:
Les informations écrites, qu'il s'agisse de consignes médicales, de fiches d'information ou de directives, devraient être disponibles dans plusieurs langues pour répondre aux besoins de la diversité des patients.

Les barrières linguistiques, bien que défiantes, ne doivent pas être des obstacles infranchissables dans la prise en charge médicale. Avec les bonnes ressources, la formation adéquate et une dose de créativité et d'empathie, les infirmiers peuvent assurer une communication efficace, renforçant ainsi la confiance et le bien-être des patients. En fin de compte, la volonté de se connecter et de comprendre transcende les mots et repose sur l'humanité partagée entre le soignant et le patient.

Chapitre 20:
THÉRAPIES ALTERNATIVES ET COMPLÉMENTAIRES

L'aromathérapie, l'acupressure et d'autres modalités non traditionnelles

À travers les époques, l'humanité a constamment cherché des moyens pour guérir, apaiser et réconforter. Au-delà des frontières de la médecine conventionnelle, de nombreuses thérapies alternatives ont vu le jour et ont été intégrées dans la pratique clinique pour offrir une approche holistique des soins. Dans le contexte de la maladie d'Alzheimer, l'aromathérapie, l'acupressure et d'autres techniques non traditionnelles s'ouvrent comme des avenues prometteuses pour améliorer la qualité de vie des patients.

1. L'aromathérapie: l'influence des parfums sur l'esprit
L'aromathérapie utilise des huiles essentielles extraites de plantes pour stimuler le bien-être. Chez les patients Alzheimer, certaines huiles, comme la lavande ou le romarin, ont montré des effets apaisants ou stimulants pour la mémoire. Utilisées en diffusion ou en massage, ces huiles peuvent aider à réduire l'anxiété, améliorer le sommeil et même stimuler certains souvenirs.

2. L'acupressure: une pression bien placée
Dérivée de l'acupuncture, l'acupressure est une technique qui utilise la pression des doigts sur des points spécifiques du corps pour équilibrer les énergies. Elle peut aider à diminuer l'agitation, améliorer le sommeil et réduire la douleur. L'avantage principal est qu'elle ne nécessite pas

l'utilisation d'aiguilles, ce qui la rend plus acceptable pour certains patients.

3. La réflexologie
La réflexologie, souvent centrée sur les pieds, postule que différents points correspondent à d'autres parties ou fonctions de notre corps. Une pression douce et ciblée sur ces points peut offrir détente et soulagement de certains maux, aidant ainsi à apaiser les patients Alzheimer agités.

4. La thérapie par le son
Que ce soit par des bols tibétains, des diapasons ou d'autres instruments, la thérapie par le son a pour but d'harmoniser le corps et l'esprit. Pour les patients atteints d'Alzheimer, ces sons peuvent déclencher des souvenirs, réduire l'anxiété ou simplement offrir un moment d'évasion.

5. La chromothérapie
Cette thérapie utilise les couleurs pour influencer l'humeur et les émotions. Certaines couleurs, comme le bleu ou le vert, peuvent avoir un effet apaisant, tandis que d'autres, comme le jaune ou le rouge, peuvent stimuler et énergiser.

Si ces techniques ne prétendent pas guérir la maladie d'Alzheimer, elles peuvent néanmoins offrir des moments de répit, de détente et d'amélioration de la qualité de vie. Il est essentiel pour les soignants de se former à ces pratiques, de les comprendre et de les intégrer judicieusement dans le parcours de soins, en respectant toujours les préférences et la sécurité du patient. Associées aux traitements conventionnels, ces modalités non traditionnelles ouvrent la voie à une prise en charge holistique, riche et diversifiée.

Évaluation de l'efficacité et des limites

Chaque patient atteint de la maladie d'Alzheimer est unique, avec des symptômes, des antécédents et des réponses au traitement qui varient grandement. Si des techniques non traditionnelles comme l'aromathérapie ou l'acupressure montrent des avantages dans certains cas, il est impératif de les évaluer rigoureusement pour mieux comprendre leurs potentiels et leurs limites.

1. L'évaluation systématique
L'importance de la documentation ne peut être sous-estimée. Avant d'introduire une thérapie alternative, il est crucial d'établir une ligne de base des symptômes du patient, de ses comportements et de son bien-être général. Ensuite, tout changement, positif ou négatif, doit être enregistré de manière régulière et consciencieuse pour offrir une vue d'ensemble claire de l'efficacité de la technique.

2. Les essais cliniques et les études
L'évaluation ne doit pas se limiter à une observation anecdotique. L'introduction de techniques non conventionnelles dans la pratique clinique doit être basée sur des études solides, des essais cliniques ou des méta-analyses qui attestent de leur efficacité.

3. Les bénéfices observés
Plusieurs patients et leurs familles rapportent une amélioration notable de la qualité de vie avec certaines de ces techniques. Qu'il s'agisse d'une réduction de l'anxiété, d'une amélioration du sommeil ou d'une augmentation des moments de lucidité, ces moments précieux peuvent grandement contribuer au bien-être général.

4. Les limites et les précautions

Il est tout aussi essentiel de reconnaître que toutes ces méthodes ne fonctionnent pas pour chaque patient. De plus, certaines peuvent interférer avec des traitements médicamenteux ou être contre-indiquées en raison de conditions spécifiques. Par exemple, certaines huiles essentielles peuvent être trop fortes pour les patients ayant une peau sensible, et l'acupressure pourrait ne pas être recommandée pour ceux qui ont des problèmes circulatoires.

5. L'importance d'une formation adéquate

Un des risques majeurs de l'incorporation de techniques non traditionnelles réside dans une mise en œuvre incorrecte. Les soignants doivent être correctement formés et comprendre à la fois la théorie et la pratique pour offrir ces thérapies en toute sécurité.

Alors que la médecine traditionnelle continue d'évoluer dans sa compréhension et sa prise en charge de la maladie d'Alzheimer, l'ouverture à des modalités complémentaires offre une gamme élargie d'outils pour améliorer la qualité de vie des patients. Toutefois, comme pour toute intervention, une évaluation rigoureuse de leur efficacité et de leurs limites est essentielle pour garantir des soins sûrs, respectueux et véritablement bénéfiques.

Intégration dans le plan de soins

La prise en charge de la maladie d'Alzheimer requiert une approche holistique, englobant à la fois des interventions médicales traditionnelles et, si pertinentes, des modalités complémentaires. L'intégration de ces différentes stratégies dans un plan de soins structuré est cruciale pour garantir une approche cohérente, individualisée et centrée sur le patient.

1. Évaluation initiale du patient
Avant d'établir un plan de soins, il est primordial d'effectuer une évaluation complète du patient. Cette évaluation doit couvrir non seulement le stade de la maladie et les symptômes, mais aussi les préférences du patient, son histoire médicale, ses antécédents culturels et spirituels, ainsi que les besoins et les souhaits de sa famille.

2. Fixation des objectifs du plan de soins
Les objectifs doivent être clairs, mesurables et adaptés à chaque patient. Par exemple, si un patient présente une anxiété significative, un objectif pourrait être de réduire ces épisodes grâce à l'aromathérapie ou à des séances de relaxation.

3. Sélection des interventions appropriées
Une fois les objectifs fixés, il s'agit de déterminer quelles interventions seront les plus bénéfiques. Si un patient a montré un intérêt pour la musique dans le passé, la musicothérapie pourrait être intégrée comme moyen de stimulation cognitive.

4. Coordination avec l'équipe soignante
Tous les membres de l'équipe de soins, des médecins aux aides-soignants, doivent être informés du plan de soins et comprendre leur rôle dans sa mise en œuvre. Cette coordination garantit que le patient reçoit des soins cohérents, quels que soient les intervenants.

5. Évaluation continue et ajustements
Un plan de soins n'est jamais statique. Il doit être régulièrement revu et ajusté en fonction de l'évolution de la maladie, des réponses aux interventions et des éventuels changements dans les préférences ou les besoins du patient.

6. Implication de la famille

La famille joue un rôle crucial dans la prise en charge de la maladie d'Alzheimer. Son implication peut varier, allant de la simple information à une participation active dans certaines interventions, comme les sessions d'art-thérapie ou les promenades quotidiennes.

Intégrer différentes modalités de traitement dans un plan de soins pour un patient atteint de la maladie d'Alzheimer peut sembler complexe. Toutefois, avec une évaluation minutieuse, une planification détaillée et une communication efficace au sein de l'équipe soignante, il est possible de créer un environnement riche en interventions, adaptées et bénéfiques pour le patient. Ce n'est qu'avec cette approche intégrée que l'on peut véritablement répondre aux besoins complexes de ces patients et de leurs familles.

Chapitre 21:
LA SEXUALITÉ CHEZ LE PATIENT ALZHEIMER

Les besoins et défis liés à la sexualité

La sexualité, bien que souvent négligée dans les discussions autour de la prise en charge des patients atteints de la maladie d'Alzheimer, demeure une composante essentielle de l'identité et du bien-être humains. Les besoins et défis liés à la sexualité dans le contexte de cette maladie sont complexes et nécessitent une approche empreinte de sensibilité, de respect et de compréhension.

1. Reconnaître la validité des besoins sexuels
Même avec l'avancement de la maladie, de nombreux patients conservent des besoins et des désirs sexuels. Il est essentiel pour le personnel soignant de reconnaître que ces sentiments sont naturels et valides, tout en s'assurant que le patient est capable de donner un consentement éclairé.

2. Difficultés de communication
L'un des défis majeurs est la diminution progressive de la capacité du patient à communiquer ses désirs, ses limites et ses besoins. Cela nécessite une attention particulière de la part des soignants pour interpréter les comportements non verbaux et pour garantir le bien-être du patient.

3. Comportements sexuels inappropriés
Certains patients peuvent développer des comportements sexuels inappropriés en raison de la détérioration de leur jugement et de leurs inhibitions. Dans de tels cas, il est

crucial d'approcher la situation avec compassion, en essayant de comprendre la cause sous-jacente de ce comportement et en mettant en place des stratégies pour le gérer.

4. Le rôle des proches
Les conjoints et les partenaires des patients peuvent éprouver des sentiments contradictoires, oscillant entre le désir de maintenir une intimité avec leur bien-aimé et le chagrin face à la perte progressive de la personne qu'ils connaissaient. Le soutien psychologique est essentiel pour les aider à naviguer dans ce domaine délicat.

5. Questions de consentement
Le déclin cognitif associé à la maladie d'Alzheimer soulève des préoccupations importantes concernant le consentement dans le contexte des relations sexuelles. La formation du personnel et des directives claires sur l'évaluation de la capacité de consentement sont indispensables.

6. Approches thérapeutiques
Pour certains patients, des thérapies spécifiques, telles que la thérapie de couple ou la sexothérapie, peuvent être bénéfiques. Ces interventions peuvent aider à traiter les problèmes sexuels survenant dans le contexte de la maladie.

La sexualité dans le contexte de la maladie d'Alzheimer présente de nombreux défis, mais elle est intrinsèquement liée à la dignité, à l'identité et au bien-être du patient. Une prise en charge adaptée, respectueuse et bien informée peut permettre aux patients et à leurs partenaires de vivre leur sexualité de manière épanouie et sécuritaire.

Gérer
les comportements sexuels inappropriés

L'apparition de comportements sexuels inappropriés chez les patients atteints de la maladie d'Alzheimer peut être une source de préoccupation majeure pour le personnel soignant, les familles et les autres patients. Cette problématique, bien que délicate, est un aspect de la prise en charge que les soignants doivent aborder avec sensibilité, professionnalisme et empathie.

1. Comprendre les origines du comportement
Les comportements sexuels inappropriés peuvent être le résultat de divers facteurs, notamment :
- La perte des inhibitions due à la détérioration des lobes frontaux.
- Une mauvaise interprétation des signaux sociaux ou une confusion entre les personnes.
- Des besoins non satisfaits, tels que le besoin de contact physique ou d'affection.

2. Prévention et environnement sécurisé
- Assurez-vous que les espaces communs sont surveillés et que les patients disposent d'un espace privé pour leurs besoins personnels.
- Encouragez des activités structurées qui réduisent l'ennui et la frustration, pouvant conduire à des comportements inappropriés.
- Fournissez une formation spécifique au personnel pour anticiper et gérer ces comportements.

3. Interventions non confrontantes
Lorsqu'un comportement inapproprié se produit :
- Détournez l'attention du patient vers une autre activité.
- Répondez avec calme et douceur, évitez d'exprimer de la colère ou de la frustration.

Expliquez simplement et clairement les limites appropriées.

4. Communication avec les familles

Il est essentiel d'impliquer la famille dans le processus de gestion. Informez-les de l'occurrence de tels comportements et rassurez-les sur les mesures prises pour y faire face. Cette transparence renforce la confiance entre l'équipe soignante et les proches du patient.

5. Réévaluation médicale

Consultez le médecin traitant pour déterminer s'il existe des causes médicales sous-jacentes, comme une infection urinaire, qui pourraient contribuer à ce comportement.

Examinez les médicaments en cours pour s'assurer qu'ils n'exacerbent pas le problème.

6. Soutien et formation du personnel

Le personnel doit être formé pour reconnaître et intervenir en cas de comportements sexuels inappropriés. Des sessions de débriefing et des groupes de soutien peuvent aider le personnel à gérer le stress et les émotions associés à ces situations.

Bien que défiants, les comportements sexuels inappropriés peuvent être gérés avec succès grâce à une combinaison d'approches préventives, d'interventions adaptées et de communication ouverte. Le respect de la dignité du patient, tout en garantissant la sécurité de tous, doit toujours être au cœur des préoccupations.

Éducation et sensibilisation de l'équipe soignante

Dans le cadre complexe et exigeant d'une unité Alzheimer, l'éducation et la sensibilisation continue de l'équipe soignante sont primordiales. Au-delà de la simple transmission de compétences techniques, il s'agit d'approfondir la compréhension des enjeux spécifiques de la maladie, de renforcer l'empathie et d'affiner les techniques d'intervention.

1. Comprendre la maladie d'Alzheimer
    Bases biologiques : Comprendre les mécanismes neurologiques sous-jacents, les zones du cerveau affectées et les symptômes associés.
    Impact psychosocial : Reconnaître comment la maladie influence les relations, l'estime de soi et le bien-être du patient.
2. Techniques d'approche centrée sur la personne
    Mettre l'accent sur la dignité, les préférences et les besoins individuels du patient.
    Se rappeler que, derrière la maladie, il y a une personne avec une histoire, des goûts, des aversions et une identité propre.
3. Communication efficace avec les patients
    Apprendre à utiliser un langage simple, clair et répétitif.
    Connaître les techniques pour engager, rassurer et désamorcer les situations tendues.
4. Identification et gestion des comportements difficiles
    Comprendre les facteurs déclencheurs courants et les signes avant-coureurs.
    Techniques d'intervention non pharmacologique pour gérer l'agitation, l'agressivité, la dépression, entre autres.

5. Collaboration interdisciplinaire
  - Valoriser le rôle de chaque membre de l'équipe, des médecins aux aides-soignants.
  - Techniques de communication interprofessionnelle pour une prise en charge cohérente et coordonnée.
6. Importance de la santé émotionnelle de l'équipe
  - Reconnaître les signes de burnout et les méthodes de prévention.
  - Promouvoir la bienveillance et le soutien mutuel.
7. Formation continue
  - Se tenir informé des avancées en matière de recherche, de traitements et de meilleures pratiques.
  - Encourager la participation à des ateliers, des conférences et des formations spécialisées.
8. Interaction avec les familles
  - Techniques pour communiquer efficacement avec les proches, gérer leurs attentes et les impliquer dans les soins.

L'éducation et la sensibilisation ne sont pas de simples formalités : elles sont le fondement d'une prise en charge de qualité, respectueuse et efficace. En investissant dans la formation continue et la sensibilisation, les établissements peuvent garantir que chaque patient reçoit des soins adaptés, tandis que l'équipe soignante est soutenue et valorisée dans son rôle essentiel.

Chapitre 22:
ACTIVITÉS THÉRAPEUTIQUES ET RÉCRÉATIVES

L'importance de l'engagement social et de la stimulation

L'engagement social et la stimulation sont deux éléments essentiels à la prise en charge des patients atteints de la maladie d'Alzheimer. Alors que cette maladie peut souvent donner l'impression d'isoler la personne de son environnement, ces deux approches visent à briser cette solitude et à maintenir autant que possible la qualité de vie du patient. Plongeons dans la profondeur de leur importance et leurs bénéfices.

La nature sociale de l'être humain
L'homme est, par essence, un être social. Nos expériences, nos souvenirs et nos relations sont les pierres angulaires de notre identité. Pour les patients atteints de la maladie d'Alzheimer, ces liens peuvent s'estomper, mais le besoin fondamental de connexion demeure. L'engagement social offre une opportunité de raviver ces liens, de stimuler les souvenirs et de renforcer le sentiment d'appartenance.

Les avantages de la stimulation cognitive
La stimulation, qu'elle soit cognitive, sensorielle ou physique, est comme une gymnastique pour le cerveau. Elle a pour effet de :

Ralentir la progression des symptômes : Bien que la maladie soit incurable, la stimulation régulière peut aider à préserver certaines fonctions cognitives plus longtemps.

Renforcer l'estime de soi : Participer à des activités stimulantes et réussir certaines tâches, aussi simples soient-elles, peut offrir un sentiment d'accomplissement.

Les activités sociales comme vecteur de bien-être
Des activités comme les groupes de discussion, les chants, les jeux de société ou les sorties en groupe peuvent offrir de multiples avantages :

- **Réduction du sentiment d'isolement** : Se sentir partie intégrante d'une communauté ou d'un groupe peut atténuer les sentiments de solitude et d'isolement.
- **Stimulation émotionnelle** : Les émotions positives générées par les interactions sociales peuvent avoir un impact positif sur le bien-être général.

La valeur inestimable de la routine
Les routines familières, associées à la stimulation régulière, peuvent offrir un sentiment de normalité et de prévisibilité pour les patients, qui peuvent souvent se sentir désorientés et anxieux.

L'engagement social et la stimulation ne sont pas de simples distractions ; ils sont essentiels à la qualité de vie des patients atteints de la maladie d'Alzheimer. Dans un monde qui peut parfois sembler flou et désorientant, ces moments de connexion et d'activation peuvent offrir un repère, une joie et un sentiment d'appartenance. Ils rappellent à ces patients, et à ceux qui les entourent, que derrière la maladie se trouve toujours une personne avec des besoins, des désirs et une capacité à ressentir et à s'engager.

Exemples d'activités adaptées
aux différents stades de la maladie

Adapter les activités en fonction de l'évolution de la maladie d'Alzheimer est crucial pour assurer le bien-être, le confort et l'engagement des patients. Le choix des activités doit prendre en compte le stade de la maladie, les préférences individuelles et les capacités restantes du patient. Examinons quelques exemples d'activités pour chaque stade.

1. Stade précoce:
À ce stade, les personnes atteintes de la maladie d'Alzheimer sont souvent encore autonomes dans de nombreuses activités de la vie quotidienne. Les activités visent principalement à stimuler leur esprit et à maintenir leurs compétences existantes.

- **Lecture** : Favoriser la lecture de journaux, magazines ou romans.
- **Jeux de société** : Échecs, scrabble, jeux de cartes.
- **Activités manuelles** : Peinture, tricot, jardinage.
- **Écoute de musique et danse** : Choisir des chansons qu'ils aiment.
- **Activités intellectuelles** : Mots croisés, sudoku, puzzles.

2. Stade modéré:
À ce stade, la maladie progresse, et des déficits cognitifs plus marqués apparaissent. Les activités sont simplifiées, tout en offrant un sentiment d'accomplissement.

- **Cuisson simple** : Faire des cookies, décorer des gâteaux.
- **Regarder des photos** : Feuilleter des albums photo, se remémorer des souvenirs.
- **Chants** : Chanter des chansons traditionnelles ou des comptines.

- **Exercices physiques adaptés** : Marche, tai chi, yoga doux.
- **Activités sensorielles** : Jardinage léger, manipulation d'objets texturés.

3. Stade avancé:

À ce stade, la communication verbale est souvent limitée, et les besoins sensoriels deviennent primordiaux. Les activités visent principalement à apporter du confort, à calmer et à créer un sentiment de sécurité.

- **Thérapie par le toucher** : Massages doux avec des lotions parfumées.
- **Musicothérapie** : Écouter des mélodies apaisantes ou familières.
- **Thérapie par l'art** : Peinture avec les doigts, modelage avec de la pâte à modeler.
- **Thérapie par l'eau** : Bains chauds relaxants ou jeux simples avec de l'eau.
- **Stimulation lumineuse** : Regarder des lumières douces ou des projecteurs d'étoiles.

Chaque personne atteinte de la maladie d'Alzheimer est unique, et ses préférences et capacités varieront. Il est important d'observer et d'écouter attentivement les réactions du patient, d'ajuster les activités en conséquence et de toujours approcher chaque activité avec patience, empathie et respect. La clé est de trouver des moyens de maintenir une connexion, de stimuler le cerveau et le corps, et d'offrir des moments de joie, de paix et de confort à chaque étape de cette maladie.

Intégration des bénévoles et des familles

Au-delà des professionnels de santé, l'engagement des familles et des bénévoles joue un rôle déterminant dans l'accompagnement des personnes atteintes de la maladie d'Alzheimer. Leur intégration peut non seulement améliorer la qualité de vie du patient, mais aussi alléger la charge de travail des professionnels de santé. Cependant, cette intégration requiert une approche bien coordonnée, basée sur la formation, la communication et le respect mutuel.

1. Rôle des bénévoles:

Complémentarité: Les bénévoles peuvent offrir des services qui complètent ceux des professionnels, tels que des activités récréatives, de la lecture ou simplement de la compagnie.

Formation: Pour qu'un bénévole soit efficace, il est crucial qu'il soit formé sur les spécificités de la maladie d'Alzheimer, les techniques de communication et les limites de son rôle.

Coordination: Les bénévoles doivent travailler en étroite collaboration avec l'équipe soignante, partageant observations et préoccupations et recevant des conseils et du soutien.

2. Engagement des familles:

Personnalisation des soins: Les familles apportent une connaissance intime de la personne, de ses préférences, de son histoire. Elles peuvent aider à personnaliser les soins et les activités, rendant l'expérience plus significative pour le patient.

Soutien émotionnel: La présence de proches peut rassurer et apaiser le patient, renforçant son sentiment de sécurité et d'appartenance.

Communication: Les échanges réguliers entre l'équipe médicale et les familles sont essentiels pour partager des informations, aligner les attentes et collaborer dans la prise de décisions.

3. Établir des protocoles:

Orientation: Tant les bénévoles que les familles devraient bénéficier d'une orientation sur le fonctionnement de l'unité, les règles à suivre et la manière d'interagir de manière appropriée avec les patients et l'équipe.

- **Feedback**: Il est bénéfique d'organiser des réunions régulières pour recueillir les commentaires, partager les progrès et discuter des défis.
- **Limites**: Tout en valorisant l'engagement des bénévoles et des familles, il est crucial de définir clairement leurs limites pour éviter toute confusion ou empiètement sur les rôles professionnels.

Intégrer des bénévoles et des familles dans la prise en charge des patients Alzheimer est un travail d'équipe qui demande de la coordination, du respect et de la communication. Lorsqu'elle est bien gérée, cette collaboration peut apporter une immense valeur ajoutée, enrichissant la vie des patients et soutenant l'incroyable travail des professionnels de santé.

Chapitre 23:
LES ENJEUX ÉCONOMIQUES DES SOINS ALZHEIMER

Le coût des soins: une perspective globale

La maladie d'Alzheimer, par sa complexité, sa durée et son impact, représente un défi financier non seulement pour les familles des patients, mais aussi pour les systèmes de santé publique et privée. Comprendre le coût global des soins est essentiel pour anticiper, planifier et allouer efficacement les ressources.

1. Les coûts directs:
   - **Services médicaux**: Il s'agit des frais engagés pour les consultations médicales, les hospitalisations, les traitements médicamenteux, les thérapies spécialisées, et autres services de santé.
   - **Soins à domicile et en institution**: L'embauche d'aides-soignants à domicile ou la prise en charge en maison de retraite spécialisée peut représenter un coût significatif.
   - **Matériel médical**: De l'équipement de surveillance à la literie adaptée, ces coûts peuvent s'accumuler rapidement.
2. Les coûts indirects:
   - **Perte de revenus**: Les familles peuvent devoir réduire leurs heures de travail ou même quitter leur emploi pour prendre soin d'un proche atteint d'Alzheimer.
   - **Coûts sociaux**: Le stress, la dépression, l'épuisement des aidants peuvent engendrer des coûts supplémentaires en termes de santé mentale et de bien-être pour les familles.

3. Coûts pour la société:

- **Systèmes de santé**: Les admissions fréquentes à l'hôpital, les consultations spécialisées et les traitements à long terme exercent une pression sur les finances publiques.
- **Productivité économique**: La réduction du temps de travail des aidants, ainsi que le potentiel retrait anticipé des patients du marché du travail, peuvent avoir un impact économique.

4. Stratégies d'atténuation:

- **Assurances et couvertures**: Des polices d'assurance spécialisées peuvent aider à couvrir certains coûts, mais il est essentiel de comprendre les termes et les limites.
- **Planification financière précoce**: Consulter un planificateur financier dès les premiers signes de la maladie peut aider à établir une stratégie pour gérer les coûts futurs.
- **Soutiens gouvernementaux**: Se renseigner sur les aides et allocations disponibles pour les patients Alzheimer et leurs familles.
- **Initiatives communautaires**: Certains programmes communautaires ou ONG offrent des services à faible coût ou gratuits, tels que des groupes de soutien, des ateliers, et des activités adaptées.

Il est indéniable que le coût des soins pour la maladie d'Alzheimer est substantiel, mais avec une compréhension approfondie, une planification précoce et l'accès à des ressources appropriées, les familles peuvent naviguer dans ce paysage financier avec plus de confiance et de sérénité.

Financement et couverture médicale

La prise en charge de la maladie d'Alzheimer va bien au-delà du simple traitement médical. Elle implique une approche globale, prenant en compte l'aspect clinique, le bien-être du patient, le soutien aux familles et, inévitablement, les aspects financiers. Comprendre les différents mécanismes de financement et les options de couverture médicale est vital pour assurer une prise en charge optimale du patient tout en préservant les ressources familiales.

1. Le paysage des assurances santé:

Assurances publiques: Dans de nombreux pays, les systèmes de santé publics offrent une certaine couverture pour les patients atteints d'Alzheimer. Il est essentiel de se renseigner sur les critères d'éligibilité, les prestations couvertes et les éventuels plafonds de remboursement.

Assurances privées: Selon les polices, certaines assurances peuvent couvrir une partie significative des frais. Toutefois, les clauses et exclusions varient. Il est crucial de bien comprendre sa police d'assurance et d'envisager éventuellement des assurances complémentaires spécifiques aux soins de longue durée ou aux maladies dégénératives.

2. Aides gouvernementales et subventions:

Programmes nationaux: Certains pays disposent de programmes dédiés pour aider financièrement les patients Alzheimer et leurs familles, que ce soit sous forme d'aides directes, d'exemptions fiscales ou d'autres mesures de soutien.

Initiatives locales: Des subventions ou des financements peuvent également être disponibles au niveau local, grâce à des conseils municipaux ou des organismes régionaux.

3. Les coûts cachés:

Médicaments non remboursés: Tous les médicaments ne sont pas toujours couverts par les assurances. Il est crucial de se renseigner à l'avance et d'envisager des alternatives ou des programmes d'assistance médicale.

- **Soins non conventionnels**: Des thérapies comme la musicothérapie ou l'art-thérapie peuvent être bénéfiques, mais ne sont pas toujours remboursées. Il est utile d'explorer des initiatives communautaires ou des ONG qui pourraient offrir ces services à des coûts réduits ou gratuitement.

4. Planification à long terme:

- **Fonds de dotation**: La création d'un fonds de dotation ou d'une épargne dédiée peut aider à couvrir les frais futurs et à garantir la continuité des soins.
- **Conseil financier**: Consulter un expert en finance, en particulier celui spécialisé dans les soins médicaux ou de longue durée, peut aider à naviguer dans le complexe paysage financier des soins Alzheimer.

5. Recherche et plaidoyer:

- **Restez informé**: Les politiques gouvernementales, les programmes d'assistance et les options d'assurance évoluent. Il est essentiel de rester informé des dernières évolutions pour maximiser la couverture et le financement disponibles.
- **Engagement communautaire**: S'impliquer dans des associations ou des groupes de plaidoyer peut non seulement fournir du soutien, mais aussi influencer positivement les politiques et les programmes de financement.

Le financement et la couverture médicale des soins Alzheimer nécessitent une vision holistique, englobant non seulement les besoins immédiats du patient, mais aussi les implications à long terme pour les familles. Une approche proactive, informée et planifiée peut faciliter cette démarche, assurant ainsi la meilleure qualité de vie possible pour le patient tout en préservant la santé financière de la famille.

La valeur économique de l'infirmier spécialisé

L'infirmier spécialisé, avec sa formation approfondie et ses compétences avancées, représente une figure essentielle dans le paysage médical. Au-delà de son rôle clinique, l'infirmier spécialisé détient une valeur économique souvent sous-estimée, tant pour les établissements de santé que pour le système de soins dans son ensemble. Abordons les multiples facettes de cette valeur économique.

1. Réduction des coûts hospitaliers:

Moins de réadmissions: Grâce à des soins spécialisés et à une approche centrée sur le patient, l'infirmier spécialisé peut contribuer à réduire le nombre de réadmissions, représentant ainsi d'importantes économies pour les hôpitaux.

Optimisation des ressources: Par leur expertise, ils sont souvent capables de gérer efficacement les cas complexes, minimisant ainsi la durée d'hospitalisation et l'utilisation de ressources coûteuses.

2. Amélioration de l'efficacité des soins:

Prise de décision éclairée: L'infirmier spécialisé est souvent impliqué dans des comités d'éthique, des groupes de réflexion ou des conseils d'administration, contribuant à des décisions plus stratégiques et économiquement avantageuses.

Formation et mentorat: En formant d'autres membres du personnel infirmier, ils favorisent l'amélioration des compétences globales de l'équipe, ce qui se traduit par des soins plus efficaces et une réduction des erreurs médicales coûteuses.

3. Valorisation des soins ambulatoires:

Soins à domicile: Avec l'évolution des besoins en matière de soins de santé, de plus en plus de services sont offerts en dehors du cadre hospitalier. L'infirmier spécialisé joue un rôle central dans la prestation de soins à domicile de haute qualité, réduisant ainsi les coûts associés aux longues hospitalisations.

4. Recherche et innovation:

Participation à la recherche clinique: L'infirmier spécialisé est souvent à l'avant-garde des études cliniques, contribuant à l'évolution des meilleures pratiques, qui peuvent conduire à des économies à long terme.

Introduction de technologies novatrices: Grâce à leur formation avancée, ils sont souvent les premiers à adopter et à former d'autres professionnels sur les nouvelles technologies ou techniques, optimisant ainsi les soins et réduisant les coûts.

5. Satisfaction des patients:

Qualité des soins: Une prise en charge par des infirmiers spécialisés est souvent synonyme de qualité supérieure, ce qui augmente la satisfaction des patients et peut avoir des implications économiques positives, notamment en termes de fidélisation des patients et de bouche-à-oreille positif.

6. Liaison avec d'autres professionnels de la santé:

Coordination des soins: L'infirmier spécialisé sert souvent de pont entre différents spécialistes, garantissant que le patient reçoit des soins coordonnés, ce qui peut réduire les doublons, les tests inutiles et d'autres coûts superflus.

La valeur économique de l'infirmier spécialisé s'étend bien au-delà de sa simple présence à l'hôpital ou en clinique. C'est une combinaison d'expertise clinique, d'innovation, de formation et de coordination qui, collectivement, apporte une immense valeur à l'ensemble du système de santé.

Chapitre 24:
RÉSEAUX DE SOUTIEN
ET RESSOURCES DISPONIBLES

Associations et organisations dédiées à Alzheimer

Dans le vaste univers de la santé, le soutien communautaire joue un rôle essentiel, offrant aux patients, aux familles et aux professionnels de santé des ressources, de la formation et de l'advocacy. Parmi les nombreuses maladies qui touchent la population mondiale, la maladie d'Alzheimer, avec sa complexité et ses multiples défis, a suscité la création d'un grand nombre d'associations et d'organisations. Ces entités dévouées jouent un rôle majeur dans la prise de conscience, la recherche, le soutien aux patients et aux familles, et la formation des professionnels de santé.

1. Sensibilisation et advocacy:
   Campagnes mondiales: De nombreuses organisations, à l'instar de la World Alzheimer's Association, mènent des campagnes de sensibilisation à l'échelle mondiale, soulignant l'importance de la reconnaissance et de l'investissement dans la recherche sur Alzheimer.
   Journée mondiale de la maladie d'Alzheimer: Célébrée chaque année le 21 septembre, cette journée est dédiée à sensibiliser le public à la maladie d'Alzheimer et à ses impacts.
2. Recherche et développement:
   Financement de la recherche: Des organisations telles que l'Alzheimer's Research UK ou l'Alzheimer's Association aux États-Unis financent activement des

recherches prometteuses, visant à découvrir des traitements plus efficaces et, ultimement, un remède.

Conférences et symposiums: Ces associations organisent régulièrement des conférences qui rassemblent des chercheurs du monde entier, favorisant le partage des connaissances et des innovations.

3. Soutien aux patients et aux familles:

Lignes d'assistance: De nombreuses organisations offrent des lignes téléphoniques d'assistance, permettant aux patients et aux familles d'obtenir des conseils, du soutien et des informations.

Groupes de soutien: Ces groupes, souvent animés par des professionnels ou des bénévoles formés, offrent un espace sécurisé pour partager, apprendre et trouver du réconfort.

4. Formation et ressources pour les professionnels:

Ateliers et séminaires: Ces sessions sont conçues pour aider les professionnels de la santé à rester informés des dernières pratiques et découvertes en matière de prise en charge de la maladie d'Alzheimer.

Publications et directives: Les organisations éditent souvent des guides, des brochures et d'autres ressources imprimées pour éduquer et informer les professionnels sur divers aspects de la maladie.

5. Collaboration internationale:

Réseaux et partenariats: Les organisations travaillent souvent en réseau, partageant des ressources, des informations et des best practices à travers les frontières.

Programmes d'échange: Certains permettent aux chercheurs et aux professionnels de la santé de collaborer avec leurs homologues internationaux, enrichissant ainsi leur compréhension et leur approche de la maladie.

Les associations et organisations dédiées à la maladie d'Alzheimer jouent un rôle fondamental dans la lutte contre cette affection. Elles offrent non seulement un soutien indispensable aux patients et à leurs familles, mais contribuent également de manière significative à la recherche, à l'éducation et à la prise de conscience globale. Pour les professionnels de santé, ces entités sont des alliées inestimables, fournissant des outils, des ressources et un réseau de soutien essentiel.

Réseaux professionnels
pour les infirmiers

L'art de la médecine, avec ses défis constants, son évolution perpétuelle et ses impératifs éthiques, nécessite une collaboration constante et efficace entre les professionnels. Pour les infirmiers, intégrer et participer activement à des réseaux professionnels est essentiel pour rester à jour, partager des expériences, obtenir du soutien et contribuer au progrès de la profession. Explorons ces réseaux et l'importance de leur rôle pour l'infirmier moderne.

1. L'importance des réseaux professionnels:
  Mise à jour et formation continue: Le monde médical évolue rapidement. Les réseaux permettent aux infirmiers d'accéder à des formations, des conférences et des ateliers pour se tenir informés des dernières pratiques.
  Partage d'expériences: Les défis cliniques se manifestent souvent de manières variées. Échanger avec des pairs permet d'obtenir des conseils, des astuces et de nouvelles perspectives pour améliorer la prise en charge.

Soutien émotionnel et professionnel: La profession d'infirmier est exigeante. Les réseaux offrent un espace pour partager des préoccupations, trouver du soutien et, parfois, simplement décompresser.

2. Types de réseaux:

Associations professionnelles: Des organisations comme l'Ordre des infirmiers ou l'American Nurses Association offrent à leurs membres des opportunités de développement professionnel, des ressources, et défendent les droits des infirmiers.

Groupes spécialisés: Pour les infirmiers travaillant dans des domaines spécifiques, tels que la pédiatrie, l'oncologie ou la gériatrie, il existe des groupes spécialisés centrés sur ces domaines.

Plateformes en ligne: Des forums, des groupes sur les réseaux sociaux ou des sites dédiés permettent aux infirmiers de se connecter virtuellement, partageant des ressources, des histoires et des conseils.

Groupes locaux et ateliers: Parfois, des groupes se forment à l'échelle locale, organisant des rencontres, des sessions d'échange et des ateliers pour renforcer les compétences et le réseau local.

3. S'impliquer activement:

Participation à des événements: Les conférences, ateliers et séminaires offrent non seulement des opportunités d'apprentissage, mais aussi de réseautage.

Contribution active: Partager des articles, participer à des discussions, proposer des sessions de formation sont autant de façons de contribuer à la vitalité du réseau.

Mentorat: Pour les infirmiers plus expérimentés, offrir du mentorat aux jeunes professionnels est une façon précieuse de transmettre des connaissances et d'enrichir la profession.

4. Surmonter les défis:

> **Le temps**: Bien que les avantages soient nombreux, participer activement à un réseau nécessite du temps. Il est essentiel de trouver un équilibre entre les responsabilités professionnelles et l'engagement dans ces réseaux.

> **La diversité des opinions**: Dans tout groupe, il y aura des différences d'opinions. L'écoute active, le respect mutuel et la volonté de comprendre sont essentiels pour tirer le meilleur parti de ces échanges.

Pour l'infirmier moderne, les réseaux professionnels sont bien plus qu'une simple carte de membre. Ils représentent une porte ouverte vers une meilleure pratique clinique, un soutien continu et une évolution professionnelle. En s'engageant activement, l'infirmier non seulement enrichit sa carrière, mais contribue également à l'essor et à la vitalité de toute la profession.

Formation continue et webinaires

La dynamique du monde médical exige une mise à jour constante des compétences et des connaissances. La formation continue est devenue une pierre angulaire de la profession infirmière, garantissant que les soignants disposent des outils et de l'expertise nécessaires pour fournir des soins optimaux. À l'ère numérique, les webinaires ont pris une importance capitale, offrant une flexibilité et un accès sans précédent à l'éducation.

1. La formation continue : un impératif professionnel :

> **Évolution des pratiques** : Les techniques, les médicaments, les technologies évoluent. La formation continue permet aux infirmiers de rester à la pointe de ces changements.

- **Garantie de la qualité des soins** : Une formation régulière assure que les patients reçoivent des soins basés sur les dernières preuves et recommandations.
- **Épanouissement professionnel** : La formation renforce la confiance, l'expertise et peut ouvrir des portes à de nouvelles spécialisations ou opportunités de carrière.

2. Les webinaires : l'éducation à portée de clic :

- **Flexibilité** : Les infirmiers ont des horaires souvent chargés et irréguliers. Les webinaires peuvent être suivis en direct ou à la demande, selon la disponibilité.
- **Diversité des sujets** : De la gestion des plaies à la psychologie, en passant par les innovations technologiques, il existe des webinaires pour chaque niche et intérêt.
- **Interactivité** : La plupart des webinaires offrent une session de questions-réponses, permettant une interaction directe avec les experts.

3. Comment maximiser l'efficacité des webinaires :

- **Espace dédié** : Avoir un environnement calme, sans distractions, améliore la concentration et la rétention des informations.
- **Participation active** : Poser des questions, prendre des notes et s'engager dans des discussions post-webinaire renforce l'apprentissage.
- **Mise en pratique** : Après un webinaire, il est bénéfique de réfléchir à comment intégrer ce nouvel apprentissage dans la pratique quotidienne.

4. Trouver les bonnes ressources :

- **Associations professionnelles** : De nombreuses associations proposent des webinaires gratuits ou à tarif réduit pour leurs membres.
- **Universités et institutions** : Beaucoup offrent des programmes de formation continue, y compris des webinaires, pour les professionnels de la santé.

Plateformes dédiées : Il existe des plateformes spécialisées qui agrègent des webinaires de divers domaines, permettant aux infirmiers de choisir des sessions qui répondent à leurs besoins spécifiques.

La formation continue est bien plus qu'une exigence professionnelle : c'est une démonstration de l'engagement de l'infirmier envers sa profession et ses patients. Dans un monde où l'information est constamment à notre portée, les webinaires représentent une opportunité précieuse d'apprentissage, de croissance et de perfectionnement.

Chapitre 25:
HISTOIRE ET ÉVOLUTION DES UNITÉS ALZHEIMER

Naissance et nécessité des unités spécialisées

Alors que la médecine et la compréhension des maladies progressaient à travers les âges, la nécessité d'approches plus ciblées pour des affections spécifiques est devenue évidente. Les unités spécialisées, surgissant comme une réponse à cette nécessité, ont transformé la manière dont les soins sont dispensés, notamment pour des maladies complexes comme Alzheimer.

1. L'évolution des soins aux patients :
Au fil des décennies, les hôpitaux et les centres de soins ont évolué de structures généralistes à des entités où les soins sont de plus en plus spécialisés. Ceci s'est avéré particulièrement bénéfique pour les maladies nécessitant une attention, des ressources et des compétences particulières.

2. La prise de conscience de la complexité d'Alzheimer :
La maladie d'Alzheimer, avec son évolution insidieuse et ses multiples facettes, nécessite une prise en charge holistique. Il est devenu clair que la prise en charge de ces patients allait bien au-delà du traitement médical, englobant les aspects psychosociaux, comportementaux et environnementaux.

3. Naissance des unités spécialisées :
Face à ces défis, des unités spécialisées ont commencé à voir le jour. Ces unités, souvent intégrées au sein d'établissements de soins de longue durée, étaient

spécifiquement conçues pour répondre aux besoins uniques des patients Alzheimer.

4. Les avantages d'une prise en charge spécialisée :

Environnement adapté : Les unités spécialisées sont conçues en tenant compte des défis cognitifs et physiques des patients, réduisant les risques tels que les chutes ou les fugues.

Équipes formées spécifiquement : Le personnel de ces unités est formé pour comprendre et répondre aux manifestations comportementales souvent rencontrées chez les patients Alzheimer.

Approche multidisciplinaire : Ces unités rassemblent une équipe diverse - médecins, infirmiers, ergothérapeutes, psychologues, etc. - pour une prise en charge globale.

Soutien aux familles : Reconnaissant le fardeau émotionnel que peut représenter la maladie pour les proches, ces unités offrent souvent des ressources et des soutiens spécifiques aux familles.

5. Le futur des unités spécialisées :

Avec la prévalence croissante de la maladie d'Alzheimer et des troubles apparentés, la nécessité de ces unités spécialisées ne fera que s'accroître. Il est probable que l'avenir verra une expansion de ces unités, ainsi que l'émergence de nouvelles modalités de soins, technologies et thérapies innovantes.

La naissance des unités spécialisées Alzheimer symbolise une évolution majeure dans la prise en charge des patients. Elles incarnent la reconnaissance de la complexité de la maladie et l'engagement envers une approche de soins véritablement centrée sur le patient.

Évolution des pratiques et des thérapies

En se plongeant dans l'histoire des soins aux patients atteints de la maladie d'Alzheimer, on peut constater une transformation radicale des approches thérapeutiques. La manière dont nous percevons, comprenons et traitons cette maladie a évolué à pas de géant, reflétant les progrès médicaux, les changements socioculturels et l'approfondissement des connaissances scientifiques.

1. Les premières compréhensions :
Aux débuts de la reconnaissance médicale de la maladie d'Alzheimer, la condition était souvent mal comprise, confondue avec le vieillissement normal ou d'autres affections psychiatriques. Les interventions étaient largement non spécifiques, axées sur le confort du patient plutôt que sur une compréhension profonde de la maladie.

2. Emergence de thérapies pharmacologiques :
Avec l'avancée des recherches, les premiers médicaments spécifiquement destinés à traiter les symptômes d'Alzheimer ont fait leur apparition. Bien qu'ils n'offrent pas de guérison, ils ont marqué un tournant en aidant à gérer certains symptômes et à améliorer la qualité de vie.

3. L'essor des thérapies non pharmacologiques :
Parallèlement à la pharmacothérapie, une prise de conscience croissante de l'importance des interventions non pharmacologiques a émergé. Des thérapies telles que la musicothérapie, l'art-thérapie et la thérapie par stimulation cognitive ont commencé à être intégrées dans les plans de soins, soulignant l'importance d'une approche holistique.

4. Une approche centrée sur le patient :
Avec le temps, les soins ont évolué pour mettre l'accent sur la personne plutôt que sur la maladie. Plutôt que de se

concentrer uniquement sur les déficits, l'approche est devenue plus axée sur les forces résiduelles du patient, cherchant à maximiser la qualité de vie et l'autonomie.

5. L'intégration de la technologie :
L'ère moderne a vu l'intégration croissante de la technologie dans les soins aux patients Alzheimer. De la surveillance à la stimulation cognitive, en passant par les outils de communication, la technologie est devenue un allié précieux pour les soignants et les patients.

6. Vers un futur prometteur :
Alors que la recherche sur la maladie d'Alzheimer progresse, de nouvelles thérapies, qu'elles soient pharmacologiques, technologiques ou comportementales, continuent de voir le jour. La tendance est à l'innovation, à la personnalisation des soins et à une collaboration interdisciplinaire.

L'évolution des pratiques et des thérapies dans la prise en charge de la maladie d'Alzheimer reflète une trajectoire d'apprentissage, d'adaptation et d'innovation. Elle témoigne de l'engagement constant du monde médical à améliorer la vie des patients et de leurs familles, face à une maladie complexe et défiante.

Les unités Alzheimer
dans différents pays et cultures

À travers le monde, la manière dont la maladie d'Alzheimer est perçue, comprise et traitée varie considérablement selon les cultures, les systèmes de santé et les ressources disponibles. L'existence et la nature des unités Alzheimer dédiées sont également influencées par ces facteurs. Examinons comment différents pays et cultures abordent ces unités spécifiques.

1. Europe occidentale :

  France : Les unités de soins de longue durée (USLD) et les Établissements d'Hébergement pour Personnes Âgées Dépendantes (EHPAD) peuvent avoir des sections spécialisées pour les patients Alzheimer. Ces unités sont généralement bien équipées et suivent des directives nationales pour la prise en charge.

  Allemagne : L'Allemagne dispose d'une structure de soins à domicile robuste. Cependant, il existe également des maisons de retraite et des établissements spécialisés pour les patients souffrant de démence et d'Alzheimer.

2. Amérique du Nord :

  États-Unis : Les "Memory Care Units" sont des établissements spécialement conçus pour les personnes atteintes d'Alzheimer ou de démences apparentées. Ils offrent un environnement sécurisé avec une attention particulière à la stimulation cognitive.

  Canada : Semblable aux États-Unis, le Canada dispose de centres de soins spécialisés pour les patients Alzheimer avec une approche holistique, incluant des thérapies alternatives.

3. Asie :

  Japon : Avec une population vieillissante croissante, le Japon a mis en place des "Group Homes", des résidences à petite échelle pour les patients Alzheimer, offrant des soins personnalisés dans un cadre familial.

  Inde : La prise en charge en institution est moins courante. La famille joue un rôle central dans les soins. Cependant, la sensibilisation croissante à la maladie conduit à la création de centres spécialisés dans les grandes villes.

4. Afrique :

  La sensibilisation à la maladie d'Alzheimer est en augmentation, mais les ressources et les

174

infrastructures pour des unités spécialisées font défaut dans de nombreux pays. Les soins sont principalement assurés par la famille, avec l'aide de la communauté.

5. Amérique latine :

Dans des pays comme le Brésil ou l'Argentine, il existe des maisons de retraite avec des sections spécialisées pour les patients Alzheimer. Cependant, dans de nombreux pays, la famille reste le principal fournisseur de soins.

6. Océanie :

Australie : Il existe des unités spécialisées pour les patients Alzheimer, souvent situées au sein de maisons de retraite ou d'établissements de soins pour personnes âgées. Elles mettent l'accent sur l'engagement communautaire et la stimulation cognitive.

L'existence et le fonctionnement des unités Alzheimer à travers le monde reflètent la diversité des approches culturelles et systémiques face à la maladie. Toutefois, quelles que soient les différences, le but universel demeure de fournir des soins de qualité, d'assurer la dignité et d'améliorer la qualité de vie des patients.

Chapitre 26:
DESIGN ET AMÉNAGEMENT DES UNITÉS ALZHEIMER

Principes fondamentaux de l'aménagement pour les patients Alzheimer

L'aménagement des espaces pour les patients atteints de la maladie d'Alzheimer nécessite une approche à la fois sensible et pratique. Ces personnes sont souvent désorientées, ont des problèmes de mémoire et peuvent être facilement stressées par un environnement inconnu ou compliqué. Voici une exploration fluide des principes essentiels à considérer lors de la conception d'espaces pour ces patients.

Lorsque l'on se lance dans la conception d'une unité ou d'un domicile pour les personnes atteintes d'Alzheimer, il ne s'agit pas seulement de créer un espace sûr; il est tout aussi crucial de créer un environnement qui soutient leur bien-être émotionnel, physique et cognitif.

Les patients Alzheimer ont besoin d'un espace qui, tout en étant familier, est structuré de manière à minimiser la confusion et à encourager l'autonomie. Un sol avec un contraste de couleur peut, par exemple, aider à définir cl'espace et à guider les résidents d'une pièce à une autre. Les couloirs sinueux, quant à eux, peuvent créer de la confusion. Opter pour des couloirs droits et bien éclairés est une meilleure option.

L'éclairage joue un rôle crucial. Un éclairage naturel abondant peut aider à réguler les rythmes circadiens, réduisant ainsi les symptômes du "syndrome du crépuscule", où les patients peuvent devenir plus agités en fin d'après-midi. De plus, un bon éclairage réduit les risques de chute, un problème fréquent chez les patients Alzheimer.

Un autre aspect à considérer est la stimulation sensorielle. Les espaces trop bruyants ou chaotiques peuvent être accablants. Néanmoins, un certain niveau de stimulation est bénéfique. Des jardins thérapeutiques, par exemple, peuvent offrir une oasis de calme. Ces jardins, avec leurs fleurs parfumées, leurs gazouillis d'oiseaux et leurs sentiers sinueux, peuvent être une source de réconfort et d'apaisement. Ils encouragent également l'activité physique et la connexion avec la nature, deux éléments essentiels pour le bien-être de tout individu.

N'oublions pas non plus l'importance de la personnalisation. Chaque patient a sa propre histoire, ses propres goûts et ses propres expériences. Avoir des espaces où ils peuvent afficher des photos personnelles ou des objets familiers peut aider à créer un sentiment d'appartenance et de reconnaissance.

Enfin, la sécurité est primordiale. Les points d'eau, les cuisines et même les coins et recoins peuvent présenter des dangers. Ainsi, concevoir des espaces où les patients peuvent se déplacer librement, tout en étant en sécurité, est un équilibre délicat à atteindre.

Un aménagement réfléchi pour les patients Alzheimer va bien au-delà de la simple sécurité. Il s'agit de créer un environnement où les résidents peuvent non seulement vivre mais aussi s'épanouir, malgré les défis posés par la maladie.

Importance de la sécurité et la surveillance

La sécurité et la surveillance sont au cœur de la prise en charge des patients atteints de la maladie d'Alzheimer. En raison des défis cognitifs posés par la maladie, ces individus sont particulièrement vulnérables aux dangers potentiels de leur environnement, rendant d'autant plus cruciale la mise en place de mesures adaptées. Les enjeux de cette sécurité vont au-delà de la simple protection physique ; il s'agit aussi de préserver la dignité et l'autonomie du patient tout en assurant sa sécurité.

La maladie d'Alzheimer, par nature, est évolutive. Les premiers stades peuvent se manifester par de simples oublis, mais au fil de la progression, des problèmes de désorientation, de jugement et de perception deviennent plus apparents. Cette évolution rend la surveillance et la sécurité indispensables à différents niveaux.

L'un des risques majeurs chez les patients Alzheimer est la déambulation. Un patient peut oublier où il se trouve ou où il veut aller, entraînant ainsi une errance potentiellement dangereuse. Dans ces moments de confusion, le risque de chute, de blessure ou de se perdre est accru. Des systèmes de surveillance, tels que des caméras ou des alarmes de porte, peuvent aider le personnel soignant à intervenir rapidement en cas de besoin.

Parallèlement, un équilibre délicat doit être trouvé entre la surveillance et le respect de la vie privée du patient. Bien que la sécurité soit primordiale, il est aussi essentiel de préserver la dignité et l'autonomie de la personne. Des solutions moins intrusives, comme les capteurs de mouvement ou les bracelets d'identification, peuvent être utilisées pour assurer une surveillance efficace tout en minimisant l'intrusion.

Les risques ne se limitent pas à la déambulation. Les patients peuvent parfois oublier comment utiliser des objets du quotidien, comme des appareils électroménagers, ce qui peut poser des risques d'incendie ou de blessure. Les aménagements spécifiques, comme la désactivation de certains appareils ou l'utilisation d'appareils adaptés, peuvent prévenir de tels incidents.

La sécurité et la surveillance sont également cruciales lors de l'administration de médicaments. Des erreurs de dosage ou la prise de médicaments non prescrits peuvent avoir des conséquences graves. Les piluliers électroniques ou les systèmes de distribution automatisés peuvent aider à assurer que les médicaments sont pris correctement.

Assurer la sécurité des patients Alzheimer est une responsabilité multidimensionnelle qui nécessite une combinaison de technologies, d'aménagements adaptés et d'une surveillance attentive. Cependant, au cœur de toutes ces mesures se trouve un principe fondamental : le respect et la bienveillance envers le patient, qui, malgré les défis posés par sa maladie, mérite une vie pleine de dignité, de respect et de qualité.

Innovation et tendances futures dans le design des unités

L'évolution des connaissances sur la maladie d'Alzheimer et les besoins spécifiques des patients ont conduit à des avancées significatives dans la conception des unités spécialisées. L'innovation en matière de design vise non seulement à assurer la sécurité des patients, mais également à créer un environnement qui soutient leur bien-être émotionnel, social et physique. Les tendances futures reflètent une approche centrée sur le patient, cherchant à reproduire un environnement familier tout en intégrant les technologies les plus récentes.

À la base de tout bon design pour une unité Alzheimer se trouve le désir de recréer un espace qui ressemble le plus possible à un "chez-soi". En effet, un environnement familier peut aider à réduire l'angoisse et la confusion souvent ressenties par les patients. Cela se traduit par des espaces de vie plus petits, semblables à des appartements ou des maisons, plutôt que de longs couloirs d'hôpital.

Un autre élément clé dans le design moderne est la lumière naturelle. Des études ont montré que l'exposition à la lumière naturelle peut aider à réguler les rythmes circadiens des patients, réduisant ainsi les symptômes du "syndrome du crépuscule" couramment observé chez les personnes atteintes d'Alzheimer. Les nouveaux designs incorporent donc de grandes fenêtres, des puits de lumière et des jardins intérieurs.

Parler de jardins, la nature joue un rôle de plus en plus central dans la conception des unités Alzheimer. Les jardins thérapeutiques, qui sont sécurisés et facilement accessibles, offrent un espace où les patients peuvent se promener, jardiner ou simplement profiter de l'extérieur. Ces espaces verts ne servent pas seulement de lieux de relaxation, mais ils fournissent également une stimulation sensorielle, essentielle pour le bien-être des patients.

L'innovation technologique occupe également une place prépondérante dans les tendances actuelles. Des systèmes de surveillance avancés, utilisant des capteurs de mouvement, des caméras intelligentes ou même des technologies de géolocalisation, sont intégrés pour garantir la sécurité sans être intrusifs. De plus, des solutions technologiques comme la réalité virtuelle ou les thérapies par la musique digitale sont explorées pour offrir des interventions thérapeutiques innovantes.

L'une des tendances les plus prometteuses est l'approche de design co-créatif, où les patients, leurs familles, et les soignants collaborent étroitement avec les architectes et les designers pour créer des espaces qui répondent le mieux aux besoins uniques de chaque individu.

Enfin, à mesure que la recherche avance, il est probable que nous verrons une augmentation de la personnalisation des espaces. Cela pourrait signifier des chambres qui peuvent être adaptées aux goûts personnels du patient, ou des espaces communs qui peuvent être modifiés en fonction des activités du jour.

La convergence de la technologie, de la recherche et d'une profonde empathie pour les patients atteints de la maladie d'Alzheimer façonne un avenir où les unités spécialisées sont non seulement des lieux de soins, mais également des espaces de vie, de joie et de dignité.

Chapitre 27:
TECHNOLOGIES ET INNOVATIONS

Outils technologiques
pour l'évaluation et le suivi

À l'ère du numérique, l'utilisation d'outils technologiques pour évaluer et suivre les patients atteints de la maladie d'Alzheimer a gagné du terrain. Ces innovations visent non seulement à améliorer la qualité des soins, mais aussi à faciliter le travail des professionnels de santé et à fournir des informations précieuses pour les familles et les soignants. Ces outils jouent un rôle crucial dans la personnalisation des soins et la prédiction de la progression de la maladie.

L'une des principales avancées est l'utilisation de wearables, tels que les montres intelligentes et les bracelets, qui peuvent suivre les mouvements, le rythme cardiaque, et le sommeil du patient. Ces appareils peuvent détecter les changements dans les routines normales, par exemple une augmentation de l'agitation nocturne, qui pourrait indiquer une progression de la maladie ou la présence d'un problème sous-jacent.

Les applications mobiles se sont également avérées utiles. Il existe désormais des applications conçues pour tester la mémoire, l'attention, et d'autres fonctions cognitives. Ces évaluations régulières peuvent aider à détecter les déclins précoces, permettant ainsi une intervention plus rapide. De plus, certaines applications fournissent des rappels pour les médicaments, des suggestions d'activités adaptées, et des moyens de communication simplifiés pour les patients.

Les plateformes en ligne dédiées à la télémédecine et à la télésurveillance permettent aux professionnels de santé d'évaluer à distance les patients, de suivre la progression de la maladie, et de conseiller les familles sans nécessiter de visites fréquentes en clinique. Cette approche est particulièrement bénéfique pour les patients qui vivent dans des régions éloignées ou qui ont des difficultés à se déplacer.

La réalité virtuelle est une autre technologie émergente dans le domaine de l'Alzheimer. Elle peut être utilisée pour créer des environnements stimulants pour les patients, aidant ainsi à ralentir le déclin cognitif. De plus, elle offre des opportunités d'évaluation, en plaçant les patients dans des situations variées et en observant leurs réactions.

Les systèmes d'intelligence artificielle et d'apprentissage automatique sont également à l'avant-garde de la recherche sur l'Alzheimer. Ils analysent d'énormes ensembles de données pour identifier des schémas ou des indicateurs précoces de la maladie qui pourraient passer inaperçus à l'œil humain.

Enfin, les outils d'imagerie avancée, tels que les scanners PET et les IRM de nouvelle génération, permettent une visualisation plus précise des changements dans le cerveau. Cela donne aux médecins une meilleure compréhension de la progression de la maladie et de son impact sur la structure cérébrale.

Les outils technologiques pour l'évaluation et le suivi des patients atteints de la maladie d'Alzheimer ne cessent d'évoluer, promettant de révolutionner la manière dont nous comprenons, traitons et soutenons ceux qui sont touchés par cette maladie dévastatrice.

Technologies pour améliorer la qualité de vie des patients

L'impact de la technologie sur le domaine médical est indéniable, et son influence sur le soin des patients atteints de la maladie d'Alzheimer ne fait pas exception. Ces innovations, qu'elles soient subtiles ou révolutionnaires, ont le potentiel d'améliorer la qualité de vie des patients en leur offrant plus d'indépendance, de sécurité, et de moyens pour rester engagés avec leur environnement.

1. Dispositifs de suivi et d'alerte : Les montres GPS et autres wearables permettent de localiser rapidement un patient qui pourrait se perdre, réduisant ainsi les risques associés à la désorientation.

2. Applications de rappel : Des applications spécifiquement conçues pour les patients Alzheimer peuvent aider à leur rappeler des tâches quotidiennes, des rendez-vous médicaux, et des horaires de médication, favorisant ainsi une plus grande autonomie.

3. Plateformes interactives : Les tablettes et les applications dédiées peuvent offrir des jeux de mémoire, des puzzles, et d'autres activités qui stimulent le cerveau et maintiennent les patients engagés.

4. Thérapies assistées par réalité virtuelle : La réalité virtuelle peut permettre aux patients de visiter des lieux de leur passé, d'expérimenter des environnements apaisants, ou même d'interagir dans des scénarios sociaux, offrant une source de réconfort et de stimulation cognitive.

5. Systèmes de reconnaissance vocale : Ces systèmes, tels qu'Amazon Echo ou Google Home, peuvent aider les patients à effectuer des tâches quotidiennes, à obtenir des informations, ou simplement à jouer de la musique, le tout par commandes vocales.

6. Technologie de luminothérapie : Des études suggèrent que l'exposition à certaines lumières peut améliorer le sommeil et réduire l'agitation chez les patients Alzheimer.

Les lampes spécifiques à la luminothérapie peuvent donc jouer un rôle dans la régulation du rythme circadien.

7. Communication améliorée : Des applications spéciales peuvent faciliter la communication pour ceux qui ont du mal à trouver les mots, en utilisant des images, des pictogrammes, et d'autres visuels.

8. Robotique : Bien que cela puisse sembler futuriste, des robots comme le Paro, une peluche robotisée en forme de phoque, ont été conçus pour offrir un réconfort et réduire l'anxiété des patients.

9. Systèmes d'assistance à domicile : Ces systèmes peuvent détecter des chutes, des mouvements inhabituels ou une absence d'activité pendant une période prolongée, envoyant des alertes aux soignants ou aux membres de la famille.

10. Aides auditives intelligentes : Ces appareils ne se limitent pas à amplifier le son. Ils peuvent filtrer le bruit de fond et se concentrer sur les conversations, ce qui est particulièrement utile dans les environnements bruyants.

En conclusion, alors que la technologie continue d'évoluer à un rythme rapide, il est essentiel de reconnaître son potentiel pour améliorer la vie des patients Alzheimer. Ces outils peuvent aider à combler le fossé entre les besoins des patients et les capacités des soignants, tout en offrant des moments de joie, de confort et d'indépendance.

Limites et défis
de l'intégration technologique

L'avènement de la technologie dans le domaine de la santé a sans aucun doute apporté de nombreux avantages, en particulier pour les patients atteints de la maladie d'Alzheimer. Cependant, son intégration présente également des défis et des limites qu'il est crucial de reconnaître et de comprendre.

1. Résistance à l'adoption : La technologie peut être intimidante, surtout pour les personnes âgées qui n'y sont pas habituées. Cela peut créer une hésitation ou un rejet pur et simple, rendant difficile la mise en œuvre de solutions technologiques.

2. Coûts élevés : Les dispositifs technologiques et les logiciels spécialisés peuvent être coûteux, ce qui peut limiter leur accessibilité pour tous les patients, en particulier ceux qui sont économiquement défavorisés.

3. Confidentialité et sécurité : Les systèmes de surveillance et autres dispositifs connectés soulèvent des inquiétudes quant à la confidentialité des données des patients et à la sécurité de ces informations contre les cyberattaques.

4. Complexité et formation : La mise en œuvre de nouvelles technologies nécessite souvent une formation pour le personnel soignant, ce qui peut représenter une contrainte de temps et de ressources.

5. Risque de dépendance : Une sur-reliance sur la technologie peut potentiellement diminuer l'interaction humaine, ce qui est fondamental pour la santé émotionnelle et sociale des patients atteints d'Alzheimer.

6. Inadaptabilité : Toutes les technologies ne sont pas adaptées à chaque stade de la maladie. Ce qui fonctionne pour un patient au début de la maladie peut ne pas être efficace à un stade plus avancé.

7. Obsolescence rapide : Avec le rythme rapide du progrès technologique, les dispositifs peuvent rapidement devenir obsolètes, nécessitant des mises à niveau fréquentes et des investissements supplémentaires.

8. Intégrité des données : Les outils technologiques peuvent parfois mal fonctionner, donnant des lectures ou des données inexactes qui pourraient induire en erreur les soignants.

9. Surcharge sensorielle : Pour certains patients, l'utilisation excessive de la technologie peut entraîner une surcharge d'informations ou une stimulation excessive, ce qui peut être inconfortable ou stressant.

10. Limites physiologiques : Des technologies comme la réalité virtuelle pourraient ne pas être adaptées à tous les patients, surtout si elles provoquent des vertiges, des nausées ou d'autres effets indésirables.

Bien que la technologie offre de vastes possibilités pour améliorer la qualité de vie des patients Alzheimer, elle doit être intégrée avec prudence et sensibilité. Les soignants et les professionnels de la santé doivent être conscients de ces défis pour assurer une mise en œuvre réfléchie, équilibrée et centrée sur le patient.

Chapitre 28:
LES DÉFIS DE LA NUIT EN UNITÉ ALZHEIMER

Particularités du travail nocturne

Le travail nocturne dans les unités spécialisées Alzheimer apporte son lot de défis et de particularités. Être un professionnel de santé œuvrant pendant ces heures peut être une expérience singulière, nécessitant des compétences, une sensibilité et une adaptabilité spécifiques.

1. Syndrome du crépuscule : Beaucoup de patients atteints d'Alzheimer peuvent présenter une agitation accrue ou une confusion pendant les heures du crépuscule ou de la nuit, connue sous le nom de "syndrome du crépuscule". Cela demande une vigilance accrue de la part du personnel nocturne.

2. Environnement calme : La nuit, les unités tendent à être plus calmes, avec moins de stimuli externes, ce qui peut être bénéfique pour certains patients mais perturbant pour d'autres.

3. Surveillance des errances : Certains patients peuvent avoir tendance à errer pendant la nuit. Le personnel nocturne doit veiller à ce que ces patients ne se blessent pas et restent en sécurité.

4. Rythme circadien : Le dérèglement du cycle veille-sommeil est courant chez les patients Alzheimer. Le personnel de nuit doit être formé à gérer les patients qui sont éveillés et actifs pendant de longues périodes nocturnes.

5. Intervention limitée : La nuit, il y a généralement moins de personnel disponible, ce qui signifie que les soignants doivent être bien formés pour gérer une variété de situations avec des ressources limitées.

6. Activités adaptées : Certains patients peuvent avoir besoin d'activités pour les occuper pendant la nuit. Ces activités doivent être apaisantes et non stimulantes pour éviter d'aggraver l'agitation.

7. Gestion de la lumière : L'éclairage est crucial. Une lumière douce et apaisante peut aider à prévenir l'agitation, tandis qu'un éclairage adapté peut aider à réinitialiser l'horloge biologique des patients.

8. Bruits et sons : Le contrôle du bruit est essentiel la nuit. Des sons apaisants ou de la musique douce peuvent aider à calmer un patient agité, tandis que des bruits forts ou soudains peuvent être perturbateurs.

9. Soutien émotionnel : Les patients peuvent se sentir plus vulnérables ou anxieux la nuit. Le personnel doit être formé pour fournir un soutien émotionnel adapté.

10. Auto-soin du personnel : Travailler de nuit peut avoir des répercussions sur la santé et le bien-être du personnel. La mise en place de stratégies d'auto-soin, comme des pauses régulières et une bonne hydratation, est cruciale.

Le travail nocturne dans une unité Alzheimer nécessite une approche spécifique, centrée sur le patient et adaptée aux défis uniques que ces heures apportent. Les soignants travaillant pendant ces périodes jouent un rôle essentiel dans la prise en charge et le bien-être des patients.

Gestion des troubles du sommeil

Les troubles du sommeil sont courants chez les patients atteints de la maladie d'Alzheimer. Ces troubles peuvent se manifester de différentes manières, allant de l'insomnie à la somnolence excessive en passant par des modifications du rythme circadien. Non seulement ces perturbations du sommeil peuvent exacerber les symptômes cognitifs, comportementaux et psychologiques de la démence, mais elles peuvent aussi avoir un impact négatif sur la qualité de vie du patient et augmenter la charge de travail des aidants.

1. Comprendre le problème : Le premier pas vers la gestion des troubles du sommeil est de reconnaître leur présence. Cela peut nécessiter une surveillance attentive des habitudes de sommeil du patient, parfois à l'aide de dispositifs de suivi du sommeil.

2. Maintenir une routine régulière : Aider le patient à établir et à maintenir une routine quotidienne régulière peut contribuer à réguler le cycle veille-sommeil. Cela inclut un coucher et un réveil à des heures fixes.

3. Luminothérapie : L'exposition à la lumière naturelle pendant la journée, surtout le matin, peut aider à réinitialiser l'horloge biologique du patient. Si ce n'est pas possible, des lampes de luminothérapie peuvent être utilisées.

4. Environnement de sommeil confortable : Assurez-vous que la chambre à coucher est propice au sommeil - sombre, calme et fraîche. Évitez les écrans et les lumières vives avant le coucher.

5. Activité physique : Encourager le patient à faire de l'exercice physique pendant la journée, même une simple marche, peut favoriser un meilleur sommeil la nuit.

6. Gestion de la caféine et de l'alimentation : Limiter la consommation de caféine, surtout en fin d'après-midi et en soirée, et éviter les repas lourds avant le coucher.

7. Médication : Certains médicaments peuvent perturber le sommeil. Il est donc essentiel de réviser régulièrement les médicaments du patient avec un professionnel de santé. Dans certains cas, des médicaments spécifiques peuvent être prescrits pour aider à réguler le sommeil.

8. Techniques de relaxation : Des méthodes telles que la méditation, la respiration profonde et la musicothérapie peuvent aider à détendre le patient avant le coucher.

9. Gestion des symptômes nocturnes : Si le patient se réveille la nuit en raison d'agitation ou d'anxiété, des interventions douces et apaisantes, plutôt que des réactions brusques, peuvent aider à le rassurer et à le recoucher.

10. Soutien aux aidants : Éduquer et soutenir les aidants est crucial. Leurs habitudes de sommeil peuvent également être perturbées, et leur donner des outils et des stratégies pour gérer les troubles du sommeil peut être bénéfique pour eux et le patient.

La prise en charge des troubles du sommeil chez les patients Alzheimer nécessite une approche individualisée et holistique. En collaborant étroitement avec les aidants et en combinant des interventions non médicamenteuses avec, si nécessaire, des traitements médicamenteux, il est possible d'améliorer la qualité du sommeil et, par conséquent, la qualité de vie des patients.

Protocoles et procédures pour les équipes de nuit

Les équipes de nuit dans les unités Alzheimer jouent un rôle crucial pour assurer la sécurité, le confort et le bien-être des patients. La nature de la maladie d'Alzheimer peut entraîner des comportements nocturnes imprévisibles, nécessitant une attention particulière et des protocoles adaptés. Voici une approche globale des protocoles et procédures pour ces équipes :

1. Passation entre les équipes :
Une communication claire et complète entre les équipes de jour et de nuit est essentielle. Elle permet de transmettre toute information pertinente concernant l'état des patients, les incidents survenus pendant la journée ou les particularités à surveiller.

2. Vérifications régulières :
Les patients doivent être régulièrement vérifiés tout au long de la nuit pour s'assurer de leur bien-être, mais aussi pour détecter et intervenir en cas de comportement inattendu.

3. Gestion des réveils nocturnes :
Des protocoles spécifiques doivent être en place pour gérer les réveils nocturnes, que ce soit en raison de l'agitation, de la confusion ou d'autres symptômes. Il est crucial d'approcher les patients avec calme et empathie.

4. Prévention des chutes :
Des mesures préventives, telles que l'utilisation de barrières de lit, de l'éclairage nocturne et de tapis antidérapants, peuvent aider à prévenir les chutes. Une surveillance attentive est également essentielle, surtout pour les patients qui peuvent se lever fréquemment pendant la nuit.

5. Médication :
Certains patients peuvent nécessiter des médicaments pendant la nuit. Les infirmiers de nuit doivent connaître les horaires de ces médicaments et leurs effets potentiels. Une bonne gestion des stocks et une documentation précise sont également essentielles.

6. Gestion du bruit :
Le bruit doit être réduit au minimum pour favoriser un environnement de sommeil paisible. Cela comprend la minimisation des discussions à haute voix, l'utilisation d'équipements silencieux et le respect des zones de repos.

7. Situations d'urgence :
Les équipes de nuit doivent être bien formées pour gérer les urgences, qu'il s'agisse de complications médicales, de comportements agressifs ou d'autres crises.

8. Documentation :
Toute observation, tout incident ou toute intervention doit être soigneusement documentée pour assurer une continuité des soins et informer l'équipe du matin des événements de la nuit.

9. Soutien mutuel :
Le travail de nuit peut être isolant, et le personnel doit donc être encouragé à se soutenir mutuellement. Une collaboration étroite et une communication ouverte entre les membres de l'équipe sont essentielles.

10. Formation continue :
Le personnel de nuit doit bénéficier des mêmes opportunités de formation continue que le personnel de jour, notamment sur les dernières pratiques et recherches relatives à la maladie d'Alzheimer.

Assurer le bien-être des patients atteints de la maladie d'Alzheimer pendant la nuit nécessite un dévouement, une expertise et une approche adaptée. En mettant en place des protocoles clairs et en assurant une formation et un soutien continus, les équipes de nuit peuvent fournir des soins exceptionnels à cette population vulnérable.

Chapitre 29:
APPROCHES GLOBALES ET INTÉGRATIVES

L'importance d'une approche holistique des soins

La prise en charge de la maladie d'Alzheimer, comme celle de nombreuses autres affections chroniques, ne peut se limiter à une vision réductrice et symptomatique. Pour être véritablement efficace et respectueuse de la personne, elle doit adopter une perspective holistique. Mais qu'est-ce que cela signifie exactement, et pourquoi est-ce si crucial ?

Une approche holistique des soins prend en compte la personne dans sa globalité, c'est-à-dire non seulement ses besoins physiologiques, mais aussi psychologiques, sociaux, spirituels et émotionnels. Elle reconnaît que chaque individu est unique et que les symptômes d'une maladie peuvent affecter différentes facettes de leur vie.

1. Reconnaissance de la personne derrière la maladie :
Chaque patient atteint de la maladie d'Alzheimer a une histoire, des désirs, des peurs, des amours et des dégoûts. Une prise en charge holistique cherche à honorer cette individualité, à reconnaître la valeur et la dignité intrinsèques de chaque personne, indépendamment de l'avancement de sa maladie.

2. Soins personnalisés :
En prenant en compte les antécédents, les préférences et les besoins de chaque patient, les soignants peuvent adapter les interventions et les traitements pour qu'ils soient aussi bénéfiques et significatifs que possible.

3. Intégration des dimensions émotionnelles et spirituelles :

La progression de la maladie d'Alzheimer peut soulever des questions existentielles tant pour les patients que pour leurs proches. Les soins holistiques comprennent le soutien spirituel et émotionnel comme un élément essentiel du bien-être général.

4. Importance des relations :

Le maintien de relations significatives est fondamental pour le bien-être humain. Une approche holistique valorise et soutient les relations entre le patient, la famille, les amis et les soignants, reconnaissant que chacun joue un rôle vital dans le réseau de soutien du patient.

5. Intégration des thérapies complémentaires :

Outre les interventions médicales et pharmacologiques traditionnelles, une vision holistique peut intégrer des thérapies complémentaires telles que la musicothérapie, l'aromathérapie, l'art-thérapie et d'autres modalités pour soutenir le bien-être général.

6. Soutien pour les soignants :

Une approche holistique reconnaît également les besoins des soignants, qui peuvent ressentir un stress émotionnel, physique et psychologique important. Leur fournir un soutien, une formation et des ressources est crucial pour assurer des soins de qualité.

Une approche holistique des soins vise à assurer le respect, la dignité et le bien-être des personnes atteintes de la maladie d'Alzheimer. Elle cherche à voir au-delà des symptômes et à répondre aux besoins complexes et interdépendants de chaque individu, offrant ainsi une prise en charge plus complète et humaine.

Intégration des pratiques traditionnelles et alternatives

La maladie d'Alzheimer, avec sa complexité intrinsèque, a poussé de nombreux soignants, chercheurs et familles à élargir le spectre des interventions thérapeutiques disponibles. Au-delà des approches médicales conventionnelles, de nombreuses pratiques traditionnelles et alternatives ont montré un potentiel prometteur pour soutenir les personnes atteintes de cette affection dégénérative.

Historiquement, la médecine traditionnelle a été la colonne vertébrale des systèmes de soins dans de nombreuses cultures à travers le monde. Ces approches, souvent héritées de siècles de sagesse et de pratique, offrent des perspectives et des méthodes différentes de celles de la médecine occidentale. De plus, les thérapies alternatives, bien que plus récentes, cherchent souvent à combler les lacunes laissées par les interventions conventionnelles.

1. Médecine traditionnelle chinoise (MTC) :
Des études ont montré que certaines herbes utilisées en MTC, comme le Ginkgo biloba, peuvent offrir des avantages cognitifs pour les patients Alzheimer, bien que les preuves restent mixtes.

2. Ayurveda :
Cette médecine traditionnelle indienne utilise une combinaison d'herbes, de régimes alimentaires et de pratiques physiques (comme le yoga) pour équilibrer le corps et l'esprit. L'ashwagandha, par exemple, est une herbe souvent recommandée pour soutenir la santé cognitive.

3. Aromathérapie :
Des huiles essentielles comme la lavande ou le romarin sont utilisées pour apaiser l'anxiété ou stimuler la mémoire,

respectivement. Bien que non curatives, elles peuvent améliorer la qualité de vie.

4. Approches nutritionnelles :

Des régimes comme le régime méditerranéen ou le régime MIND, riches en antioxydants et en acides gras oméga-3, ont été associés à une meilleure santé cognitive.

5. Thérapies énergétiques :

Des techniques comme le Reiki ou le Qi Gong cherchent à équilibrer l'énergie vitale du corps et peuvent aider à gérer le stress et l'anxiété.

6. Massages et toucher thérapeutique :

Ces techniques peuvent aider à réduire l'anxiété, améliorer l'humeur et améliorer la circulation sanguine.

L'intégration de ces thérapies traditionnelles et alternatives nécessite une approche prudente. Il est essentiel de s'assurer que toute intervention soit sûre et ne contredise pas les traitements médicaux en cours. De plus, il est crucial de reconnaître que, bien que ces méthodes puissent offrir un soutien précieux, elles ne remplacent pas les interventions médicales conventionnelles mais les complètent.

Un dialogue ouvert entre les patients, les familles, les soignants et les professionnels de santé est donc essentiel pour une intégration réussie. Avec une vision holistique de la prise en charge, qui embrasse à la fois les pratiques conventionnelles et alternatives, nous pouvons offrir une palette plus large d'options pour améliorer la qualité de vie des personnes atteintes de la maladie d'Alzheimer.

Collaborer
avec les praticiens non conventionnels

Dans le paysage complexe de la prise en charge de la maladie d'Alzheimer, il existe un éventail de thérapeutes et de praticiens qui offrent des interventions non conventionnelles. Ces interventions, qui s'étendent de la médecine traditionnelle aux thérapies complémentaires et alternatives, peuvent apporter une dimension supplémentaire de soutien aux patients et à leurs familles.

L'une des premières étapes de la collaboration avec des praticiens non conventionnels est la reconnaissance mutuelle du rôle unique que chacun joue dans le bien-être global du patient. Là où la médecine conventionnelle peut se concentrer sur les symptômes, la progression de la maladie et les médicaments, les praticiens non conventionnels peuvent offrir des méthodes qui visent à améliorer la qualité de vie, à gérer le stress et à soutenir le bien-être émotionnel et spirituel.

1. Établir une communication ouverte :
Un dialogue régulier et transparent entre les praticiens conventionnels et non conventionnels garantit que tous les soins sont coordonnés et axés sur le meilleur intérêt du patient. Cela peut aussi aider à identifier tout potentiel d'interaction ou de contre-indication entre les différentes interventions.

2. Éducation mutuelle :
Comprendre les bases des différentes modalités de traitement permet une collaboration plus fluide. Des ateliers ou des séminaires peuvent être organisés pour que les praticiens des deux bords apprennent les uns des autres.

3. Planification intégrée des soins :
Créer un plan de soins qui inclut à la fois des interventions conventionnelles et non conventionnelles permet d'offrir

une approche holistique. Cela peut inclure des médicaments, des séances d'aromathérapie, des massages, de l'acupuncture ou d'autres thérapies.

4. S'assurer de la sécurité :

Tout en reconnaissant la valeur des interventions non conventionnelles, il est crucial de garantir qu'elles sont sûres pour le patient. La vérification des qualifications, la surveillance des interactions potentielles avec les médicaments et la prise en compte des besoins spécifiques du patient sont essentielles.

5. Reconnaître et respecter les choix des patients et des familles :

Les décisions concernant les soins doivent toujours être prises avec le patient et sa famille. La prise de décision partagée garantit que les soins reflètent les valeurs, les croyances et les préférences du patient.

Le principal objectif de collaborer avec des praticiens non conventionnels est d'offrir aux patients atteints de la maladie d'Alzheimer un spectre de soins le plus complet et le plus bienveillant possible. En intégrant des interventions qui abordent à la fois le physique, l'émotionnel et le spirituel, nous pouvons espérer offrir une qualité de vie améliorée à ceux qui naviguent dans les défis de cette maladie dégénérative.

Chapitre 30:
GESTION
DES DOULEURS ET INCONFORTS

Évaluation de la douleur
chez un patient non communicatif

L'évaluation de la douleur chez un patient non communicatif, comme ceux atteints de la maladie d'Alzheimer avancée ou d'autres affections neurodégénératives, est un défi majeur pour les professionnels de santé. Ces patients ne peuvent souvent pas exprimer verbalement leurs sentiments ou leur inconfort. Cependant, la douleur non traitée peut entraîner des complications et réduire considérablement la qualité de vie. Voici comment procéder à une évaluation efficace dans de telles circonstances :

1. Observer les changements comportementaux :
Les patients non communicatifs peuvent exprimer leur douleur à travers des comportements non verbaux. Cela peut inclure des grimaces, des pleurs, de l'agitation, de l'isolement ou même des comportements agressifs. Une attention particulière doit être accordée à ces signes, surtout après une intervention ou un mouvement susceptible de causer de la douleur.

2. Repérer les signes physiologiques :
Des changements dans les signes vitaux, tels qu'une augmentation du rythme cardiaque, de la pression artérielle ou de la respiration, peuvent être des indicateurs de douleur. De même, la transpiration ou les rougeurs peuvent être des signaux.

3. Utiliser des échelles d'évaluation spécifiques :
Il existe des échelles d'évaluation de la douleur conçues

spécialement pour les patients non communicatifs. Des échelles comme l'échelle DOLOPLUS-2 ou PAINAD peuvent être utiles pour quantifier et suivre la douleur chez ces patients en fonction de divers indicateurs comportementaux.

4. Évaluer régulièrement :
La douleur doit être évaluée régulièrement, en particulier après des interventions ou des traitements qui pourraient augmenter l'inconfort. Une évaluation constante permet d'ajuster les interventions en conséquence.

5. Interroger les proches :
La famille et les soignants peuvent souvent reconnaître les signes subtils de douleur que le personnel médical pourrait manquer. Ils connaissent le patient et peuvent repérer des changements dans les habitudes ou les comportements.

6. Examen physique ciblé :
Un examen physique peut aider à localiser la source de la douleur. Par exemple, une zone enflammée, une blessure ou une infection peut être identifiée lors de l'examen.

7. Opter pour des interventions multimodales :
Une fois la douleur identifiée, elle doit être traitée par une combinaison d'approches, qui peut inclure des médicaments, des thérapies physiques et des interventions non pharmacologiques comme la musique ou la toucher thérapeutique.

Reconnaître et traiter la douleur chez les patients non communicatifs est essentiel pour améliorer leur qualité de vie. Bien que ce soit un défi, avec une observation attentive et des évaluations régulières, les professionnels de santé peuvent répondre efficacement aux besoins de ces patients vulnérables.

Techniques non pharmacologiques de gestion de la douleur

La gestion de la douleur est un élément central de la prise en charge des patients, et bien que les médicaments jouent un rôle crucial dans ce processus, les approches non pharmacologiques offrent des alternatives importantes, en particulier pour ceux qui pourraient être sensibles aux effets secondaires des médicaments ou qui cherchent à compléter leur régime de traitement. Voici une exploration de certaines de ces techniques :

1. Thérapie physique :
   - **Kinésithérapie :** Elle peut aider à renforcer les muscles, augmenter la flexibilité et améliorer la mobilité, ce qui peut réduire la douleur, en particulier celle liée à des affections musculo-squelettiques.
   - **Hydrothérapie :** L'utilisation de l'eau, chaude ou froide, pour soulager la douleur. Par exemple, un bain chaud peut détendre les muscles et augmenter la circulation sanguine.
2. Thérapies psychocorporelles :
   - **Méditation et pleine conscience :** Ces pratiques aident à recentrer l'esprit et peuvent réduire la perception de la douleur.
   - **Biofeedback :** Une technique où l'on apprend à contrôler les fonctions physiologiques afin de réduire la douleur.
   - **Relaxation guidée :** Utilisation de la visualisation ou de la détente musculaire progressive pour diminuer la tension et la douleur.
3. Thérapies manuelles :
   - **Massothérapie :** Le massage peut détendre les muscles, augmenter la circulation sanguine et améliorer le bien-être général.

- **Chiropractie :** Des ajustements chiropratiques peuvent aider à aligner la colonne vertébrale, réduisant ainsi la douleur.
- **Ostéopathie :** Une approche holistique qui se concentre sur le traitement de tout le corps pour soulager la douleur.

4. Approches énergétiques :
- **Acupuncture :** Cette ancienne pratique chinoise utilise de fines aiguilles insérées à des points spécifiques du corps pour réduire la douleur.
- **Reiki :** Une méthode de guérison énergétique qui peut aider à équilibrer les énergies du corps et à réduire la douleur.

5. Applications de chaleur et de froid :
- La chaleur peut relaxer et apaiser les muscles tout en augmentant le flux sanguin, tandis que le froid peut réduire l'inflammation et engourdir la zone douloureuse.

6. Stimulation électrique transcutanée (TENS) :
- Une petite machine envoie des impulsions électriques à la peau pour réduire la perception de la douleur.

7. Thérapies par l'art :
- Musicothérapie, art-thérapie et danse-thérapie peuvent aider à détourner l'attention de la douleur et à la gérer émotionnellement.

8. Éducation et auto-gestion :
- Apprendre sur la douleur, ses causes et comment la gérer peut donner aux patients les outils nécessaires pour mieux contrôler leur condition.

Il est important de se rappeler que la douleur est une expérience subjective, et ce qui fonctionne pour un patient peut ne pas fonctionner pour un autre. Une approche individualisée et holistique, qui combine des méthodes pharmacologiques et non pharmacologiques, offre la meilleure chance de réussite dans la gestion de la douleur.

Importance de l'interprétation des signaux non verbaux

Dans le monde des soins et du bien-être, notamment en ce qui concerne les personnes atteintes de maladies neurodégénératives comme Alzheimer, l'importance de l'interprétation des signaux non verbaux ne saurait être sous-estimée. Voici pourquoi :

- **Expression primaire des besoins et des émotions** : Chez les patients qui ont du mal à communiquer verbalement, les gestes, expressions faciales, et la posture deviennent souvent le principal moyen d'exprimer des besoins, inconforts, douleurs ou émotions.
- **Identification précoce des problèmes** : Par exemple, un patient qui grimace peut signaler une douleur. Un patient qui se replie sur lui-même pourrait indiquer de l'anxiété ou de la peur.
- **Établissement d'une relation de confiance** : Lorsque les soignants prêtent attention et répondent de manière appropriée aux signaux non verbaux, cela peut renforcer la confiance et le confort entre le soignant et le patient.
- **Prévention des situations conflictuelles** : En reconnaissant tôt les signaux d'agitation ou de détresse, il est possible d'intervenir avant que le patient ne devienne agressif ou extrêmement stressé.
- **Facilitation de la communication** : Chez les personnes ayant des problèmes de parole ou de formulation de pensées, l'interprétation correcte des signaux non verbaux peut grandement faciliter la compréhension et l'échange.
- **Compréhension culturelle** : Certains signaux non verbaux peuvent avoir des significations différentes selon les cultures. Être sensible et informé à ce sujet peut aider à éviter des malentendus.

- **Évaluation de l'efficacité des soins :** Les réactions non verbales des patients peuvent donner des indices sur l'efficacité d'un traitement ou d'une intervention. Par exemple, un patient peut se détendre après avoir reçu des médicaments contre la douleur, signalant ainsi une réduction de la douleur.
- **Soutien de la dignité du patient :** En prêtant attention aux signaux non verbaux, les soignants reconnaissent et valident l'expérience du patient, ce qui peut soutenir le sentiment de dignité et d'estime de soi du patient.

Alors que les mots sont des vecteurs puissants de communication, les signaux non verbaux offrent une fenêtre précieuse sur l'état émotionnel, physique et mental des patients, en particulier de ceux qui peuvent ne pas être en mesure de s'exprimer pleinement par la parole. L'interprétation attentive de ces signaux est essentielle pour offrir des soins compassionnels, efficaces et individualisés.

Chapitre 31:
L'IMPACT DE LA CULTURE
ET DE LA DIVERSITÉ SUR LES SOINS

Comprendre les variations culturelles dans la perception de la maladie

La perception de la maladie, et en particulier de maladies comme Alzheimer, varie considérablement d'une culture à l'autre. Ces différences culturelles influencent non seulement la manière dont la maladie est perçue et comprise, mais aussi la manière dont elle est gérée et traitée.

- **Étiologie et interprétation :** Dans certaines cultures, la maladie d'Alzheimer et d'autres formes de démence peuvent être perçues non pas comme des maladies neurodégénératives, mais comme une partie normale du vieillissement, ou même comme une malédiction, un sort, ou le résultat d'actes passés.
- **Stigmatisation :** Dans certains milieux, le diagnostic d'Alzheimer peut entraîner une stigmatisation significative, ce qui peut dissuader les familles de chercher de l'aide ou même d'admettre l'existence de la maladie. Cette stigmatisation peut également affecter la personne atteinte, conduisant à l'isolement et à un manque d'accès aux soins appropriés.
- **Rôles familiaux et responsabilités :** Les attentes culturelles peuvent influencer la manière dont les responsabilités de soins sont réparties au sein de la famille. Par exemple, dans certaines cultures, il peut être attendu que le fils ou la fille aîné(e) assume la principale responsabilité des soins, tandis que dans

d'autres, cette responsabilité pourrait être partagée plus largement.

- **Attitudes envers les soins professionnels :** Dans certaines cultures, la prise en charge des personnes âgées ou malades à domicile par la famille est la norme, et l'idée de confier un proche à une institution est impensable. Cela contraste avec d'autres cultures où les soins en institution ou par des professionnels peuvent être plus couramment acceptés.
- **Stratégies d'adaptation et de soutien :** Les ressources spirituelles, religieuses et communautaires jouent un rôle crucial dans la manière dont de nombreuses cultures font face à la maladie. La prière, les rituels et les cérémonies peuvent être d'importants mécanismes d'adaptation.
- **Communication et expression :** La manière dont les symptômes sont décrits, et la réceptivité à en parler ouvertement, peuvent varier. Dans certaines cultures, les symptômes émotionnels ou comportementaux pourraient être mis en avant, tandis que dans d'autres, les symptômes physiques pourraient être plus couramment rapportés.
- **Décisions médicales et éthiques :** Les attitudes envers le consentement éclairé, la divulgation d'un diagnostic, la fin de vie et les directives anticipées sont profondément influencées par des facteurs culturels.

Pour offrir des soins efficaces et compatissants, il est essentiel de reconnaître et de comprendre ces variations culturelles. Les professionnels de santé doivent être formés à la compétence culturelle, afin d'interagir avec les patients et les familles de manière respectueuse et sensible à leurs croyances, valeurs et préférences.

Adapter les soins
selon la diversité ethnique et religieuse

À une époque où la mondialisation rend nos sociétés de plus en plus diversifiées, il est crucial d'adapter les soins en tenant compte des différentes nuances ethniques et religieuses des patients, en particulier dans des domaines sensibles comme la prise en charge de la maladie d'Alzheimer.

- **Connaissance culturelle :** La première étape pour adapter les soins est d'acquérir une connaissance des principales croyances, pratiques et valeurs associées aux différentes ethnies et religions. Cette connaissance permet aux professionnels de la santé de mieux comprendre le contexte dans lequel le patient perçoit et vit sa maladie.

- **Formation à la compétence culturelle :** Il ne suffit pas de connaître les différentes cultures, il est également nécessaire de savoir comment intégrer ces connaissances dans la pratique clinique quotidienne. Cela permet d'éviter les malentendus, d'améliorer la communication et de fournir des soins adaptés.

- **Évaluation individuelle :** Même au sein d'une même ethnie ou religion, les croyances et les pratiques peuvent varier d'une personne à l'autre. Il est donc crucial de poser des questions ouvertes pour comprendre les besoins spécifiques de chaque patient.

- **Respect des rites et rituels :** Certaines pratiques ou rituels peuvent avoir une grande importance pour les patients et leurs familles. Par exemple, des rites de prière à des moments spécifiques, des restrictions alimentaires ou des rituels de fin de vie.

- **Langue et communication :** La barrière linguistique peut être un obstacle majeur. L'utilisation d'interprètes ou de technologies de traduction peut aider à assurer que le patient et sa famille comprennent bien les informations et les recommandations médicales.

- **Inclusion de la famille :** Dans de nombreuses cultures, la famille joue un rôle central dans la prise de décision médicale. Il est donc essentiel de les inclure dans les discussions et les plans de soins.

- **Adaptation des interventions :** Les interventions thérapeutiques, qu'elles soient médicales, psychosociales ou autres, doivent être adaptées pour tenir compte des croyances et des valeurs du patient. Cela peut inclure la modification des approches thérapeutiques ou la recherche d'alternatives qui sont culturellement appropriées.

- **Collaboration avec les leaders communautaires :** Dans certaines situations, il peut être bénéfique de collaborer avec des leaders religieux ou communautaires pour obtenir des conseils ou pour faciliter la communication et la compréhension entre le personnel médical et le patient ou sa famille.

- **Ressources et supports culturellement appropriés :** Fournir des brochures, des vidéos ou d'autres supports éducatifs qui reflètent la culture et la langue du patient peut grandement améliorer la compréhension et l'adhésion au traitement.

- **Feedback continu :** Il est important d'encourager les patients et leurs familles à donner leur avis sur les soins reçus, afin d'ajuster et d'améliorer constamment les approches culturellement sensibles.

Prendre en compte la diversité ethnique et religieuse n'est pas seulement une question de respect, c'est aussi un moyen d'améliorer la qualité des soins, de renforcer la confiance et d'assurer que chaque patient reçoit le soutien le plus approprié à sa situation unique.

Formations et sensibilisations
à la diversité pour les soignants

Dans un monde en constante évolution, marqué par la mondialisation et le mélange des cultures, il devient impératif pour les soignants d'acquérir une formation et une sensibilisation approfondies à la diversité. Cette démarche, loin d'être un simple ajout à leurs compétences, s'avère essentielle pour répondre aux besoins changeants des patients venant d'horizons variés.

La formation à la diversité ne se limite pas à la simple connaissance des différentes cultures ou religions. Elle s'enracine profondément dans la compréhension des nuances, des croyances et des comportements qui influencent la manière dont les individus perçoivent la santé, la maladie et les soins médicaux. C'est un voyage d'apprentissage où le soignant se retrouve souvent à remettre en question ses propres préjugés et stéréotypes, pour mieux comprendre et respecter ceux qu'il soigne.

Mais pourquoi est-ce si crucial? La raison est simple : une meilleure compréhension des backgrounds culturels et ethniques des patients permet une communication plus fluide, une meilleure adhésion aux traitements et, en fin de compte, des soins de meilleure qualité. Les patients se sentent compris, respectés et plus enclins à collaborer lorsqu'ils sentent que leurs croyances et leurs valeurs sont prises en compte.

La sensibilisation, quant à elle, va au-delà de la formation. Elle implique un engagement continu à être conscient des différences, à rester informé des évolutions culturelles et à rechercher activement des opportunités d'apprendre. Cela peut passer par des ateliers, des discussions en groupe, ou même des échanges interculturels. Les soignants peuvent également bénéficier de la mise en réseau avec des professionnels de la santé d'autres cultures, apprenant ainsi directement de sources authentiques.

Cependant, malgré toute leur formation et sensibilisation, les soignants sont également encouragés à ne pas faire de généralisations hâtives. Chaque individu est unique, et ses croyances et comportements peuvent varier considérablement même au sein d'une même culture ou religion. Il est donc essentiel d'adopter une approche individualisée, en posant des questions ouvertes et en écoutant activement.

L'objectif est de construire des ponts de compréhension et de respect mutuels entre les soignants et leurs patients. Dans un monde où la diversité est la norme plutôt que l'exception, la formation et la sensibilisation à cette diversité ne sont pas seulement souhaitables, elles sont absolument nécessaires.

Chapitre 32:
LA RECHERCHE SUR LA PRÉVENTION D'ALZHEIMER

Les dernières découvertes sur les facteurs de risque

La recherche sur la maladie d'Alzheimer est en constante évolution, avec de nouvelles découvertes qui émergent régulièrement pour éclairer les causes et les facteurs de risque associés à cette maladie dégénérative. Dans un style fluide, voici un aperçu des récentes découvertes concernant les facteurs de risque de la maladie d'Alzheimer :

Les progrès des dernières années en matière de recherche sur la maladie d'Alzheimer ont permis d'élargir notre compréhension des facteurs de risque liés à cette condition dévastatrice. Si l'âge, les antécédents familiaux et la génétique demeurent des facteurs prédominants, de nouvelles découvertes suggèrent que l'environnement, le mode de vie et d'autres facteurs biologiques peuvent également jouer un rôle crucial dans le développement de la maladie.

Tout d'abord, la santé cardiovasculaire est désormais largement reconnue comme étant liée à la santé cérébrale. L'hypertension, le diabète, l'obésité ou encore le tabagisme peuvent accroître le risque de développer la maladie d'Alzheimer. La raison? Ces conditions peuvent compromettre la circulation sanguine dans le cerveau, affectant ainsi les processus neurologiques.

De plus, des études ont montré que le sommeil joue un rôle essentiel dans le processus de "nettoyage" du cerveau. Une perturbation chronique du sommeil pourrait empêcher le cerveau d'éliminer efficacement les protéines bêta-amyloïdes, qui s'accumulent et forment des plaques associées à la maladie d'Alzheimer.

Les facteurs environnementaux, comme l'exposition à certaines toxines ou polluants, sont également à l'étude. Certains chercheurs examinent le lien entre l'exposition à des métaux lourds, tels que l'aluminium, et la survenue de la maladie, bien que les résultats soient encore discutés.
Le microbiome intestinal, cet écosystème complexe de bactéries vivant dans nos intestins, est également sous les projecteurs. Des recherches suggèrent qu'un déséquilibre de ces bactéries pourrait avoir des conséquences inflammatoires qui se répercutent sur le cerveau.

Enfin, la santé mentale pourrait également être un facteur. La dépression, le stress chronique ou l'anxiété prolongée ont été associés à un risque accru de démence. Si le lien causal n'est pas encore clairement établi, ces états peuvent aggraver les symptômes ou accélérer la progression de la maladie.

Il est essentiel de noter que la présence d'un ou plusieurs de ces facteurs de risque ne garantit pas le développement de la maladie d'Alzheimer. Cependant, leur compréhension peut ouvrir la voie à des interventions préventives, à une prise en charge plus précoce et à de meilleures perspectives pour ceux qui sont touchés ou à risque.

Alimentation, style de vie et prévention

La relation entre l'alimentation, le style de vie et la prévention de la maladie d'Alzheimer est un domaine d'intérêt croissant. De nombreuses études ont montré qu'un mode de vie sain peut non seulement réduire le risque de maladies cardiovasculaires, de diabète et d'autres affections, mais aussi avoir un impact positif sur la santé cognitive. Découvrez comment l'alimentation et le style de vie peuvent jouer un rôle dans la prévention de la maladie d'Alzheimer.

L'alimentation méditerranéenne, riche en fruits, légumes, huile d'olive, noix, poissons et grains entiers, a été associée à une réduction du risque de maladies neurodégénératives. Cette alimentation favorise la consommation d'antioxydants et d'acides gras oméga-3, qui peuvent protéger le cerveau contre les dommages oxydatifs et l'inflammation. En outre, la limitation de la consommation de viandes rouges, d'aliments transformés et de sucre peut également contribuer à prévenir l'accumulation de plaques bêta-amyloïdes, liée à la maladie d'Alzheimer.

L'activité physique régulière est un autre pilier essentiel de la prévention. L'exercice améliore la circulation sanguine dans le cerveau, favorise la neuroplasticité et peut aider à prévenir l'atrophie cérébrale. La marche, la natation, le yoga ou toute autre forme d'activité qui augmente le rythme cardiaque peuvent contribuer à la santé cérébrale.
L'engagement mental et social est tout aussi important. La lecture, les jeux de réflexion, l'apprentissage continu et les interactions sociales peuvent renforcer la résilience du cerveau face aux agressions. Le maintien d'un réseau social actif, la participation à des groupes ou des clubs, et même des activités simples comme discuter avec des amis peuvent jouer un rôle protecteur contre le déclin cognitif.

Le sommeil joue également un rôle crucial dans la prévention. Pendant le sommeil profond, le cerveau "nettoie" les déchets, y compris les protéines bêta-amyloïdes. Ainsi, un sommeil de qualité et suffisant peut réduire le risque d'accumulation de ces protéines.

D'autres facteurs liés au style de vie, comme la gestion du stress, la méditation et la pratique d'activités relaxantes, peuvent également avoir un impact positif sur la santé cognitive. Le stress chronique libère du cortisol, une hormone qui, à long terme, peut endommager le cerveau.

Enfin, la modération en matière d'alcool, l'arrêt du tabagisme et la surveillance régulière des paramètres de santé, tels que la tension artérielle, le cholestérol et la glycémie, peuvent également contribuer à la prévention.

Bien que la génétique joue un rôle dans la maladie d'Alzheimer, des choix de vie sains peuvent réduire considérablement le risque ou retarder l'apparition de la maladie. Adopter une approche holistique, intégrant alimentation, exercice, engagement mental et social, peut offrir une protection robuste contre le déclin cognitif.

Implications pour la pratique infirmière

La pratique infirmière est au cœur des soins de santé, et les découvertes récentes concernant la prévention de la maladie d'Alzheimer par l'alimentation et le style de vie ont des implications directes pour les infirmières. Celles-ci jouent un rôle central dans l'éducation, le soutien et la mise en œuvre de ces mesures préventives. Examinons comment ces découvertes peuvent être intégrées dans la pratique infirmière :

- **Éducation des patients** : Les infirmières peuvent informer les patients sur les bienfaits d'une alimentation saine, en particulier sur l'alimentation méditerranéenne, et sur l'importance de l'exercice physique régulier. Cela peut être réalisé lors des visites de routine ou à travers des ateliers et des séminaires.

- **Évaluation des habitudes de vie** : Au cours des bilans de santé, les infirmières peuvent évaluer les habitudes alimentaires, le niveau d'activité physique, le sommeil, le stress et la consommation d'alcool et de tabac des patients. Cela permet de cibler les domaines à améliorer.

- **Établissement de plans d'action** : Sur la base de l'évaluation, les infirmières peuvent aider les patients à élaborer des plans d'action personnalisés pour adopter un style de vie plus sain.

- **Soutien émotionnel et psychologique** : La perspective de développer la maladie d'Alzheimer peut être effrayante. Les infirmières peuvent offrir un soutien émotionnel, écouter les préoccupations des patients et les orienter vers des ressources ou des professionnels appropriés si nécessaire.

- **Collaboration avec d'autres professionnels** : Les infirmières peuvent collaborer avec des nutritionnistes, des kinésithérapeutes, des psychologues et d'autres professionnels pour fournir une prise en charge globale. Par exemple, si un patient présente des troubles du sommeil, une référence à un spécialiste du sommeil pourrait être bénéfique.

- **Formation continue** : Avec les avancées constantes dans le domaine de la recherche sur Alzheimer, il est crucial que les infirmières restent à jour. La participation à des formations, des ateliers et des conférences peut les aider à acquérir de nouvelles connaissances et compétences.

- **Promotion de la santé communautaire** : Au-delà des soins individuels, les infirmières peuvent s'engager dans des initiatives communautaires pour promouvoir une alimentation saine, l'activité physique et d'autres aspects d'un style de vie sain.

- **Documentation et recherche** : En enregistrant les résultats des interventions sur le style de vie et en participant à des études, les infirmières peuvent contribuer à la base de connaissances sur l'efficacité des interventions.
- **Plaidoyer** : Les infirmières, en tant que défenseurs des patients, peuvent plaider pour des politiques qui soutiennent des environnements sains, tels que des espaces verts pour l'exercice ou l'accès à des aliments nutritifs.

Les infirmières, grâce à leur position unique dans le système de soins de santé, ont le potentiel d'incorporer ces connaissances sur la prévention de la maladie d'Alzheimer dans leurs pratiques quotidiennes, apportant ainsi un changement positif dans la vie de nombreux patients.

Chapitre 33:
L'AVENIR DES SOINS ET DES TRAITEMENTS

Perspectives et espoirs dans la recherche médicale

La recherche médicale a toujours été le phare guidant les avancées en matière de soins de santé. Elle s'appuie sur des découvertes passées, surmonte des défis présents et éclaire des espoirs futurs pour les patients, les soignants et la société dans son ensemble. Les perspectives actuelles et les espoirs dans la recherche médicale sont variés et touchent à de nombreux domaines. Voici une vue d'ensemble :

*   **Recherche génomique** : Avec les avancées de la séquençation du génome humain, la médecine personnalisée devient de plus en plus réalisable. On espère que l'identification des mutations génétiques et des biomarqueurs pourra orienter des traitements sur mesure pour des maladies comme le cancer, les maladies cardiaques et les troubles neurodégénératifs.
*   **Thérapies cellulaires** : Les cellules souches, avec leur capacité à se transformer en n'importe quel type de cellule du corps, offrent un énorme potentiel. Des études sont en cours pour utiliser les cellules souches dans la régénération des tissus endommagés, comme après une crise cardiaque ou pour traiter des maladies comme le diabète.
*   **Immunothérapie** : Il s'agit d'une approche révolutionnaire pour traiter le cancer en "éduquant" le système immunitaire à reconnaître et attaquer les

cellules cancéreuses. Des traitements comme les inhibiteurs de point de contrôle et les cellules CAR-T ont montré des résultats prometteurs.

- **Technologies CRISPR et d'édition génique** : La capacité de "corriger" les mutations génétiques à la source pourrait révolutionner le traitement de maladies génétiques rares.

- **Nanomédecine** : L'utilisation de nanoparticules pour cibler la délivrance de médicaments promet de réduire les effets secondaires et d'augmenter l'efficacité des traitements.

- **Recherche sur le microbiome** : Notre compréhension de l'importance des milliards de micro-organismes vivant dans notre corps, en particulier dans l'intestin, a explosé. Ces recherches pourraient conduire à de nouvelles approches pour traiter des maladies allant de la dépression aux maladies inflammatoires de l'intestin.

- **Technologies de surveillance et d'intervention à distance** : Avec la télémédecine et les appareils portables, la surveillance et l'intervention à distance deviennent possibles, ce qui pourrait transformer la manière dont les soins sont fournis, surtout dans les régions éloignées.

- **Intelligence artificielle (IA)** : L'IA et le machine learning sont de plus en plus utilisés dans le diagnostic, l'interprétation des images médicales et même dans la prédiction des épidémies.

- **Neurosciences** : La compréhension du cerveau, avec ses innombrables complexités, est un domaine majeur de recherche. Les espoirs sont dirigés vers le traitement des maladies comme Alzheimer, la schizophrénie et la dépression.

- **Recherche sur les maladies infectieuses** : La pandémie de COVID-19 a rappelé l'importance de la recherche sur les maladies infectieuses. Les vaccins à ARN messager, qui ont été développés en un temps record, sont un exemple d'innovation dans ce domaine.

La recherche médicale se trouve à un carrefour passionnant, avec de multiples avenues prometteuses. Bien que les défis demeurent, l'innovation, la persévérance et la collaboration mondiale continueront à pousser les frontières de ce qui est médicalement possible.

Le rôle de la technologie dans l'avenir des soins

La technologie, avec son évolution rapide et sa capacité à transformer des industries entières, joue un rôle de plus en plus central dans le domaine de la santé. Sa capacité à faciliter, améliorer et révolutionner les soins est impressionnante. Dans l'avenir des soins, voici comment la technologie pourrait jouer un rôle prépondérant :

- **Télémédecine et soins à distance** : La télémédecine a déjà montré son potentiel pendant la pandémie de COVID-19 en permettant aux patients d'accéder à des consultations sans quitter leur domicile. Elle réduit également les barrières géographiques, donnant aux patients dans des zones rurales ou éloignées un accès plus facile à des spécialistes.
- **Dispositifs portables et surveillance en temps réel** : Les montres intelligentes, les bracelets et d'autres appareils portables permettent de suivre en temps réel des paramètres comme le rythme cardiaque, la pression artérielle ou la glycémie. Ces données peuvent alerter les patients et les professionnels de santé d'éventuels problèmes avant qu'ils ne deviennent critiques.

- **Intelligence artificielle et diagnostic** : L'IA a le potentiel d'analyser rapidement et avec précision d'énormes volumes de données, notamment pour aider au diagnostic, prédire les risques de maladie ou même suggérer des traitements.
- **Robotique et chirurgie** : Les robots-assistants peuvent augmenter la précision des chirurgiens, permettre des interventions minimement invasives et réduire les temps de récupération pour les patients.
- **Impression 3D** : De la création de prothèses sur mesure à la fabrication de tissus et d'organes, l'impression 3D a le potentiel de bouleverser la manière dont nous abordons les soins.
- **Réalité virtuelle et augmentée** : Que ce soit pour la formation des professionnels de santé, la rééducation des patients ou la gestion de la douleur, la réalité virtuelle et augmentée offre des opportunités innovantes.
- **Thérapies géniques et personnalisées** : Grâce aux progrès technologiques dans la séquençation génomique, nous nous dirigeons vers des traitements personnalisés basés sur la génétique individuelle.
- **Interconnexion et dossiers médicaux électroniques** : L'accès rapide et sécurisé aux dossiers médicaux des patients peut faciliter la coordination des soins et éviter les erreurs médicales.
- **Sécurité et confidentialité** : Avec la numérisation croissante des données de santé, la technologie joue également un rôle crucial dans la protection de ces données contre les violations et les cyberattaques.
- **Éducation et sensibilisation** : Les plateformes en ligne, les applications et les outils interactifs peuvent faciliter la formation continue des professionnels de santé et l'éducation des patients sur leurs propres conditions.

La technologie promet de rendre les soins de santé plus efficaces, accessibles et personnalisés. Toutefois, elle doit être déployée avec prudence, en tenant compte des préoccupations éthiques, de la sécurité des données et de l'équité d'accès. En plaçant les patients au cœur de ces innovations, nous pouvons espérer un avenir où la technologie enrichit l'expérience des soins pour tous.

Vision sur l'évolution de la profession infirmière en unité Alzheimer

La profession infirmière en unité Alzheimer est confrontée à des défis uniques, étant donné la nature complexe et progressive de la maladie d'Alzheimer. Cette pathologie, combinée à une population vieillissante dans de nombreux pays, implique que la demande pour des soins spécialisés va probablement augmenter dans les années à venir. Voici une vision de l'évolution potentielle de la profession infirmière dans ce domaine :

- **Spécialisation accrue** : Les infirmier(e)s travaillant en unité Alzheimer pourraient nécessiter une formation plus spécialisée pour gérer efficacement les symptômes comportementaux et psychologiques de la démence.
- **Utilisation croissante de la technologie** : Comme mentionné précédemment, l'intégration de la technologie dans les soins aux patients Alzheimer sera essentielle. Que ce soit pour la surveillance, l'engagement ou la formation, les infirmier(e)s devront être à l'aise avec ces outils.
- **Approche holistique des soins** : Au-delà des besoins médicaux, comprendre et répondre aux besoins émotionnels, sociaux et spirituels des

patients deviendra une partie intégrante de la profession.

- **Collaboration interdisciplinaire** : La prise en charge des patients Alzheimer nécessite souvent l'intervention de plusieurs professionnels (ergothérapeutes, psychologues, kinésithérapeutes...). L'infirmier(e) jouera souvent le rôle de coordinateur, garantissant une communication fluide entre les différents intervenants.
- **Éducation et sensibilisation** : Face à la stigmatisation autour de la démence, les infirmier(e)s joueront un rôle majeur dans l'éducation du public, des familles et même des autres professionnels de santé.
- **Recherche clinique** : Avec une maladie aussi prévalente et débilitante qu'Alzheimer, la recherche clinique sera cruciale. Les infirmier(e)s pourraient jouer un rôle plus actif dans la recherche, que ce soit pour la mise en œuvre d'essais cliniques ou pour l'observation et la documentation des symptômes et des progrès des patients.
- **Défense des droits des patients** : Garantir la dignité, les droits et le bien-être des patients Alzheimer sera toujours au cœur de la profession. Cela inclut des questions éthiques comme le consentement éclairé, la prise de décision médicale, etc.
- **Soutien aux soignants** : Compte tenu du stress et de la charge émotionnelle associés à la prise en charge des patients Alzheimer, le bien-être et le soutien des soignants seront essentiels. Cela pourrait se traduire par des formations supplémentaires, des groupes de soutien ou des ressources en santé mentale.

La profession infirmière en unité Alzheimer est en constante évolution. Face aux défis uniques posés par la

maladie, les infirmier(e)s continueront d'adapter et
d'innover leurs approches pour offrir les meilleurs soins
possibles à leurs patients.

Chapitre 34:
PERSPECTIVE D'AVENIR
POUR LES SOINS ALZHEIMER

Les avancées
médicales et thérapeutiques

La maladie d'Alzheimer, en tant que forme la plus courante de démence, a fait l'objet de nombreuses recherches au fil des ans. Les avancées médicales et thérapeutiques sont cruciales pour améliorer la qualité de vie des patients et, éventuellement, trouver un remède. Voici un aperçu des avancées récentes dans ce domaine :

- **Nouveaux médicaments** : Si les médicaments actuellement disponibles visent principalement à ralentir la progression des symptômes, la recherche continue pour découvrir des traitements pouvant stopper ou même inverser la progression de la maladie.
- **Thérapies non pharmacologiques** : Les interventions telles que la musicothérapie, l'art-thérapie, l'aromathérapie, et la thérapie par animaux ont montré des résultats prometteurs pour améliorer l'humeur, réduire l'anxiété et améliorer la communication chez les patients Alzheimer.
- **Détection précoce** : La possibilité de diagnostiquer la maladie d'Alzheimer à un stade précoce, avant même l'apparition des symptômes, pourrait permettre de commencer le traitement plus tôt. Les avancées dans l'imagerie cérébrale, les biomarqueurs et les tests génétiques vont dans ce sens.
- **Thérapie génique** : Les recherches sur la manipulation génétique pour traiter ou prévenir la

maladie d'Alzheimer sont encore à un stade préliminaire, mais elles offrent une voie prometteuse.

- **Vaccins** : Des études sont en cours pour développer un vaccin contre la maladie d'Alzheimer qui ciblerait spécifiquement les plaques amyloïdes ou les enchevêtrements neurofibrillaires, caractéristiques de la maladie.
- **Technologie** : L'utilisation d'applications, de jeux vidéo thérapeutiques et de dispositifs de réalité virtuelle offre de nouvelles méthodes pour stimuler le cerveau, améliorer la mémoire et ralentir la progression de la maladie.
- **Soutien aux aidants** : Reconnaissant l'énorme pression sur les aidants des patients Alzheimer, de nouveaux programmes et ressources sont mis en place pour offrir un soutien émotionnel, éducatif et pratique.
- **Interventions basées sur le mode de vie** : Les études ont montré que les interventions axées sur l'alimentation, l'exercice et le bien-être mental peuvent avoir un impact positif sur la santé cognitive.
- **Recherche sur les facteurs de risque** : Comprendre pourquoi certaines personnes développent la maladie d'Alzheimer et d'autres non est crucial. Les recherches récentes ont exploré des facteurs tels que l'inflammation, les infections et les déséquilibres du microbiome intestinal.
- **Traitement personnalisé** : Tout comme d'autres domaines de la médecine, la recherche sur Alzheimer se dirige vers des traitements plus personnalisés en fonction des besoins spécifiques de chaque patient.

L'espoir demeure que les avancées médicales et thérapeutiques conduiront à des traitements plus efficaces, voire à un remède, pour la maladie d'Alzheimer. La clé réside dans les investissements continus dans la recherche et l'innovation.

L'évolution de la formation infirmière en gériatrie

L'évolution de la formation infirmière en gériatrie est le reflet des changements sociétaux, des avancées médicales et de la reconnaissance croissante des besoins spécifiques des personnes âgées. Les soins aux personnes âgées sont devenus de plus en plus complexes, nécessitant une approche holistique qui prend en compte non seulement les aspects médicaux, mais aussi les dimensions psychologiques, sociales, et culturelles de la vie des personnes âgées.

- **Historique** : À l'origine, la formation infirmière était généraliste, avec une faible spécialisation en gériatrie. La prise en charge des personnes âgées était souvent axée sur les soins de confort, sans approche spécifique.
- **Reconnaissance de la gériatrie comme spécialité** : Au fur et à mesure que les sociétés occidentales vieillissaient et que les besoins des personnes âgées devenaient plus complexes, la nécessité d'une formation spécialisée en gériatrie est devenue évidente.
- **Intégration de la multidisciplinarité** : La formation infirmière en gériatrie a progressivement intégré l'importance de travailler en équipe avec d'autres professionnels, tels que les médecins gériatres, les travailleurs sociaux, les ergothérapeutes, les kinésithérapeutes, et les psychologues.
- **Approche centrée sur la personne** : Les curriculums ont évolué pour mettre l'accent sur une approche centrée sur la personne, valorisant l'autonomie, la dignité, et les préférences individuelles des patients âgés.
- **Formation continue et spécialisée** : Outre la formation initiale, des programmes de formation

continue et de spécialisation en gériatrie ont vu le jour, permettant aux infirmiers de se tenir à jour sur les meilleures pratiques et les dernières recherches dans le domaine.

- **Incorporation de la technologie** : La technologie est devenue un élément clé des soins gériatriques, avec une formation sur l'utilisation des outils technologiques pour l'évaluation, le suivi et l'amélioration de la qualité de vie des personnes âgées.
- **Accent sur la prévention** : La formation a également intégré la prévention des maladies chroniques, la promotion de la santé et l'importance de l'activité physique et d'une alimentation équilibrée pour le bien-être des personnes âgées.
- **Approches non pharmacologiques** : En réponse aux préoccupations concernant la surmédication des personnes âgées, la formation infirmière en gériatrie a incorporé des techniques non pharmacologiques pour gérer des problèmes tels que la douleur, l'agitation ou l'insomnie.
- **Compétences culturelles** : À mesure que les sociétés sont devenues plus diversifiées, la formation a intégré l'importance de comprendre et de respecter les différences culturelles, religieuses et ethniques dans la prise en charge des personnes âgées.
- **Recherche et participation à la science infirmière** : Les infirmiers sont encouragés à participer à la recherche en gériatrie, contribuant ainsi à l'évolution des connaissances et des meilleures pratiques dans ce domaine.

L'évolution de la formation infirmière en gériatrie reflète la transformation des soins aux personnes âgées, reconnaissant l'unicité et la complexité de cette population et l'importance d'offrir des soins de haute qualité, respectueux et centrés sur la personne.

Espoirs, défis et opportunités à l'horizon

Le paysage des soins aux personnes âgées, en particulier à celles atteintes d'Alzheimer et d'autres formes de démence, est en perpétuelle évolution. En contemplant l'avenir, plusieurs espoirs, défis et opportunités se dessinent à l'horizon.

Espoirs :

- **Découvertes médicales**: L'espoir de trouver un remède ou des traitements plus efficaces pour l'Alzheimer est fort, avec des progrès continus dans la recherche médicale.
- **Technologie**: L'intégration croissante de la technologie offre l'espoir d'améliorer la qualité de vie des patients, de faciliter la tâche des soignants et d'optimiser la gestion et la surveillance des soins.
- **Approches holistiques**: Une prise de conscience croissante de l'importance d'une approche holistique, intégrant le bien-être physique, mental, émotionnel et spirituel, offre l'espoir d'une prise en charge plus complète et centrée sur la personne.
- **Collaboration interdisciplinaire**: L'espoir d'une collaboration accrue entre différents professionnels de santé permet une prise en charge plus complète et efficace des patients.

Défis :

- **Démographie**: L'augmentation de la population âgée pose des défis en termes de capacité de soins, d'infrastructures et de ressources.
- **Complexité des soins**: À mesure que les patients vivent plus longtemps, ils développent souvent plusieurs affections chroniques, nécessitant une prise en charge complexe.

- **Coûts**: Les coûts croissants des soins de santé, associés à l'augmentation de la demande, posent des défis en termes de financement et d'accessibilité.
- **Manque de professionnels formés**: La demande croissante de professionnels de santé spécialisés dans les soins aux personnes âgées et à ceux atteints d'Alzheimer dépasse souvent l'offre.

Opportunités :
- **Formation et éducation**: Avec la prise de conscience des besoins spécifiques des patients âgés, il y a une opportunité d'élargir et d'améliorer la formation des professionnels de santé dans ce domaine.
- **Innovations technologiques**: De nouvelles technologies, comme l'intelligence artificielle, la télémédecine et la surveillance à distance, offrent des opportunités pour transformer la manière dont les soins sont dispensés.
- **Thérapies alternatives**: Il y a une opportunité croissante d'intégrer des approches thérapeutiques non traditionnelles, comme l'aromathérapie, la musicothérapie ou l'art-thérapie, dans le plan de soins.
- **Collaboration avec les familles et les bénévoles**: L'implication des familles et des bénévoles peut offrir une ressource précieuse pour améliorer la qualité des soins et le bien-être des patients.

L'avenir des soins aux personnes atteintes d'Alzheimer et aux personnes âgées en général est à la fois prometteur et rempli de défis. Cependant, avec l'engagement continu des professionnels de santé, des chercheurs, des familles et des communautés, il y a un espoir solide d'améliorer la qualité de vie de ces individus et de relever les défis qui se présentent.

Retrouvez chacun de mes livres publiés sur Amazon sur le lien suivant :

https://www.amazon.fr/dp/B0CP8T3K57

Pour un prix unitaire beaucoup plus intéressant, vous pouvez également acheter l'intégralité de mes livres en format e-books (pdf) sur le site internet suivant :

http://espaceformation-ide.com

Avec toute ma considération…

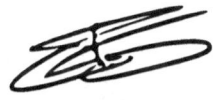